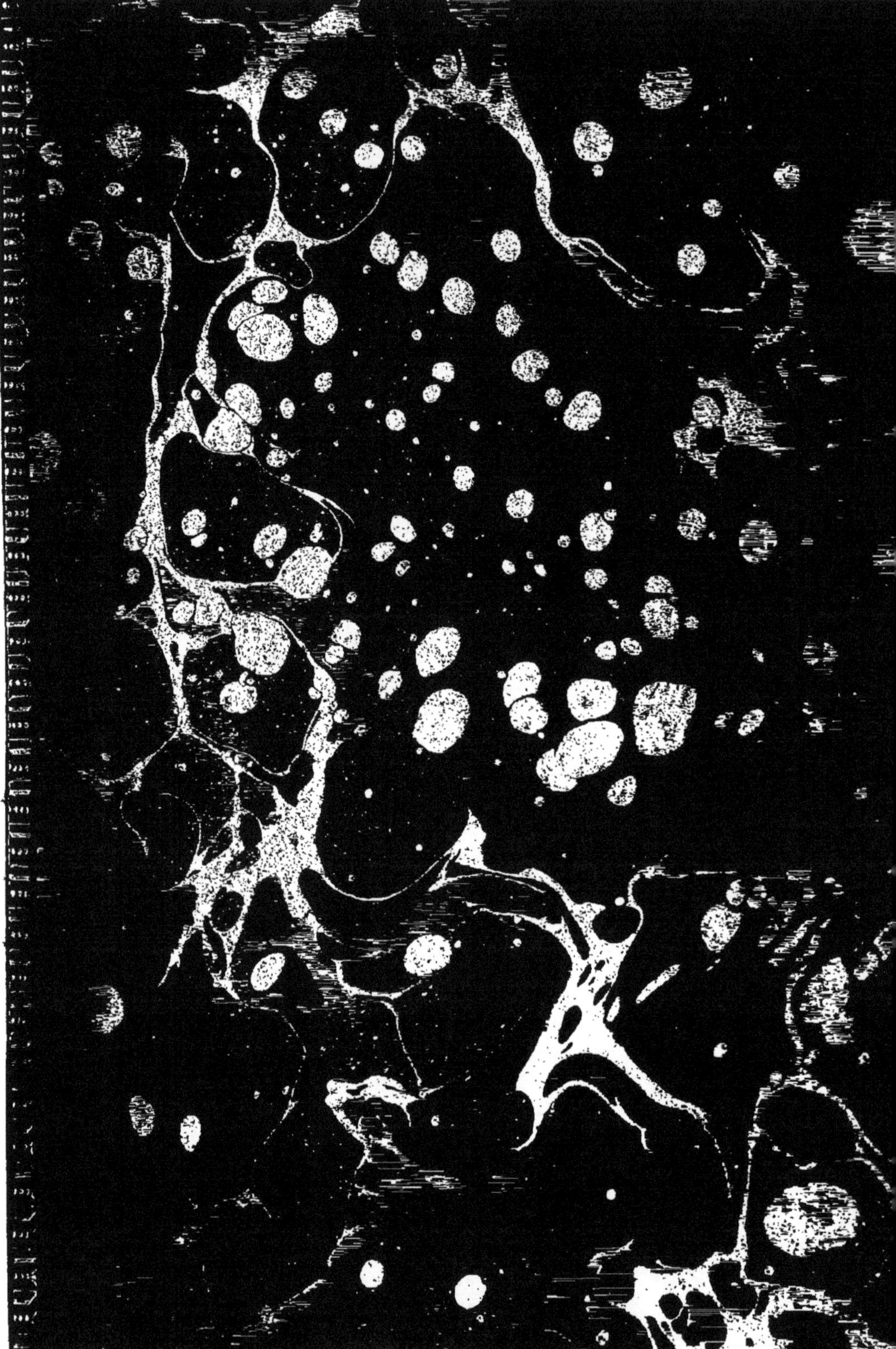

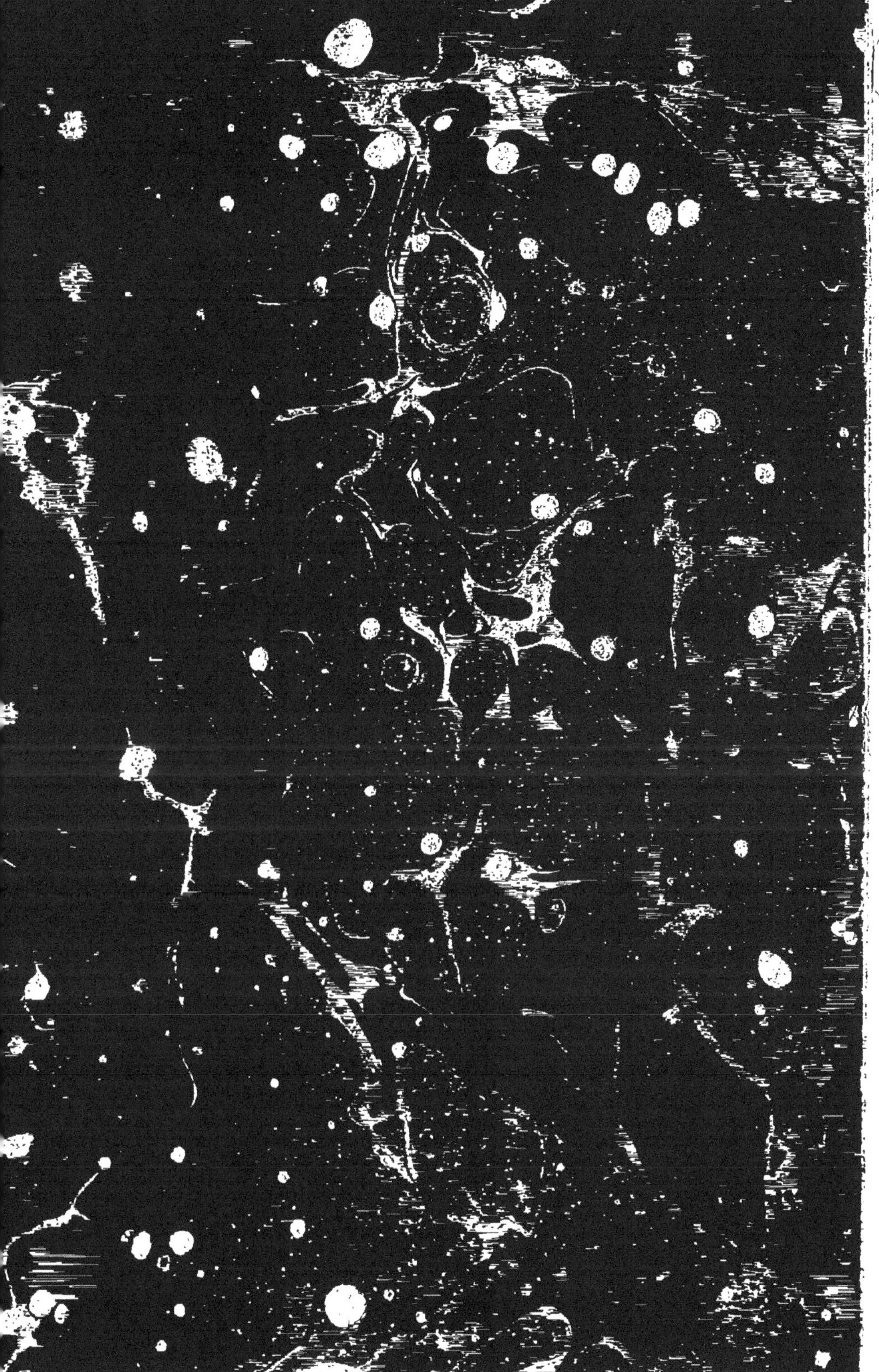

RÉFLEXIONS
SUR
DIVERS OUVRAGES
DE M. MITTIÉ,

Docteur-Régent de la Faculté de Médecine de Paris, &c.

TOUCHANT

LES MALADIES VÉNÉRIENNES;

Par M. FABRE, Professeur royal du Collège de Chirurgie, &c.

NOUVEAU SUPPLÉMENT
à son Traité des mêmes Maladies.

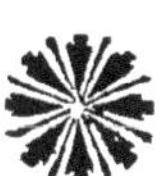

A PARIS,
Chez P. FR. DIDOT le jeune, Libraire-Imprimeur, quai des Augustins.

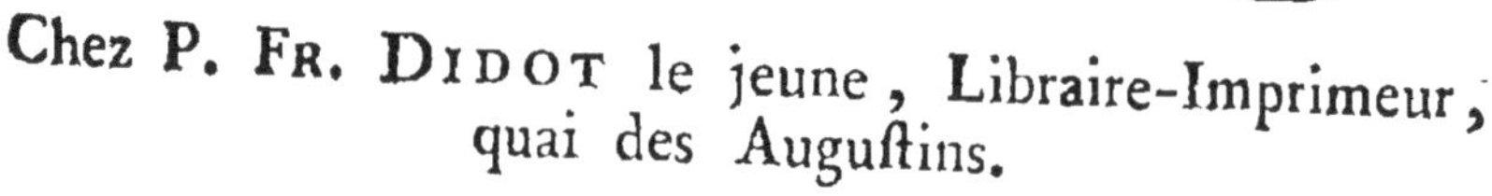

M. DCC. LXXX.
AVEC APPROBATION, ET PRIVILEGE DU ROI.

RÉFLEXIONS

SUR DIVERS OUVRAGES

DE M. MITTIÉ,

TOUCHANT

LES MALADIES VÉNÉRIENNES.

J'AI reçu dernièrement, de la part de M. Mittié, ſa réponſe à l'extrait que M. Bacher a fait dans le Journal de Médecine, de ſes *Obſervations ſommaires ſur tous les traitemens des maladies vénériennes, particulièrement avec les végétaux.* Il m'avoit fait l'honneur, dans le temps, de me gratifier de ces obſervations; mais je ne connoiſſois point ſon premier ouvrage, intitulé *Etiologie nouvelle de la ſalivation, ou Explication de la manière dont le mercure fait ſaliver.* Je viens de me procurer cette diſſertation, qui a plus fixé mon attention que les autres.

Le principal objet de M. Mittié, dans ce dernier Ecrit, est de décréditer la méthode des frictions (a), & de préconiser l'usage intérieur du mercure allié avec quelque acide que ce soit. Il ne craint point de dire que la première de ces méthodes est inconséquente dans tous ses points, & aussi dangereuse dans ses effets, qu'infidelle dans le succès qu'on s'en promet; tandis que la seconde est aussi spécifique dans tous les cas, que convenable à tous les sujets.

Pour prouver ces deux propositions, M. Mittié commence par combattre une opinion que j'ai soutenue dans mon Traité des Maladies vénériennes, savoir, que ces maladies sont soumises à une espèce de crise dans leur guérison; & il propose ensuite une hypothèse sur la manière dont le mercure fait saliver: hypothèse qu'il croit devoir servir de base à la pratique dans le traitement des mêmes maladies.

Les observations sommaires qui ont paru deux ans après l'Etiologie de la salivation, présentent un systême différent, par rapport aux remèdes qui conviennent dans les maladies vénériennes: c'est bien toujours la même proscription du mercure en friction; mais la méthode des préparations salines ne mérite plus ici la même confiance; il n'y a que les végétaux en général, excepté trois ou quatre espèces, qu'on puisse employer contre la vérole, avec autant de succès que de sécurité.

Je m'étonne que M. Mittié ne se soit point

(a) Il comprend les fumigations dans la même proscription; mais, ne les ayant jamais employées, & n'en connoissant pas les effets, je n'en parlerai point.

empressé de communiquer à sa Faculté des vues aussi grandes ; puisqu'il s'agissoit d'établir une manière nouvelle de voir un objet aussi important que sont les maladies vénériennes, il me semble qu'il auroit dû se hâter d'exposer sa doctrine dans les assemblées particulières de cette Faculté, où chaque membre porte en tribut les observations que sa pratique lui fournit sur la nature des maladies, & sur les remèdes qui leur sont propres ; c'étoit-là le creuset où des principes aussi intéressans pour l'humanité devoient s'épurer. Pour moi, qui ne cherche que la vérité, je ne fais aucune difficulté de soumettre les réflexions que ses écrits m'ont suggérées, au jugement de ses Confrères mêmes.

Personne n'a mieux défini que M. Mittié, la crise qui termine les maladies aiguës ; il l'a considérée sous les rapports qui lui sont propres, c'est-à-dire, relativement à la cause qui l'occasionne, à l'espèce de maladie où elle a lieu, aux ressorts qu'elle met en mouvement, aux évacuations qu'elle procure, au temps où elle arrive, enfin, au changement qu'elle apporte à l'état du malade.

« Si la cause, dit-il, qui produit la crise, est » la matière morbifique ; si les maladies aiguës, » seules, sont sujettes aux crises, du moins sen- » sibles, & se terminent ordinairement par là ; si » les ressorts que la matière morbifique met en » jeu, sont le *vis vitæ*, par lequel on entend » ce principe de vie qui est en nous, lequel, » tendant toujours à la conservation de notre

» être, lorsqu'il est menacé d'une destruction » prochaine, fait que, par une suite de l'action » & de la réaction des solides & des fluides, ce » vice destructeur se trouve dompté, dénaturé, » assimilé à nos humeurs ; si l'humeur viciée, » ainsi préparée, surcharge la nature qui s'en dé- » barrasse pour l'ordinaire, en établissant des » évacuations par la voie la plus convenable ; si » la crise, qui est une opération de la nature, » que l'art trouble plus souvent qu'il ne la se- » conde, & qu'il n'a jamais produite seul, a des » indices, une marche régulière, & demande un » certain temps pour s'effectuer ; si le change- » ment qui s'opère dans l'état du malade est un » effet de la crise, par laquelle la nature suc- » combe ou triomphe ; si tout cela réuni carac- » térise une véritable crise, la salivation ne pré- » sente rien de pareil qui puisse la faire passer » pour une crise. »

Rien n'est plus juste que ce raisonnement ; & l'on doit en général applaudir à tout ce que M. Mittié dit dans les Chapitres IV & V, où il considère constamment la crise sous le même point de vue, c'est-à-dire, relativement aux maladies aiguës ; mais je l'ai considérée sous un autre aspect dans les maladies vénériennes : or, pour prouver que tout ce que M. Mittié a dit, dans les deux Chapitres que je viens de citer, touchant la salivation regardée comme crise, ne contredit point mes principes, je vais exposer succintement ma manière de voir ces maladies ; mais auparavant il faut que je m'explique sur le sens que j'attache au mot de *crise* dans cette circonstance.

M. Mittié a bien raiſon, lorſqu'il dit que la vérole doit être regardée comme une maladie chronique : excepté dans quelques cas particuliers où elle eſt accompagnée de fièvre & d'inflammation, dans tous les autres elle a un caractère froid & une marche lente ; mais il eſt trop habile Médecin pour n'avoir pas obſervé que les maladies chroniques en général ſont ſoumiſes à une eſpèce de criſe. « Il eſt certain, diſoit un de » ſes Confrères, qui voyoit bien quelquefois (*a*), » il eſt certain que toute affection, ſoit aiguë, » ſoit chronique, qui ſe guérit bien, ou ſelon » le vœu de la nature, finit toujours par quelque » évacuation. Dans ces deux genres de maladies, » la différence de leur forme & de leur marche ne » change rien à leur eſſence, ſuivant laquelle » elles ſont toujours un effort excrétoire, qui ſe » termine par une évacuation ſi le malade ne » meurt pas. »

Les anciens avoient diſtingué cette eſpèce de criſe, de celle qui juge les maladies aiguës ; dans ces dernières maladies, l'expulſion de la cauſe morbifique eſt ſouvent précédée par des exacerbations violentes, & la nature ſeule y préſide : au lieu que, dans les maladies chroniques, les évacuations plus ou moins ſenſibles, qui terminent la maladie même, ou ſeulement ſes paroxiſmes, s'opèrent par un mouvement bien plus doux ; mouvement que l'art peut quelquefois déterminer. Il eſt vrai que, dans les maladies chroniques, le mot *d'excrétion* conviendroit peut-être mieux, du moins il ne ſeroit pas auſſi ambigu que celui de *criſe*,

(*a*) M. de Bordeu, Recherch. ſur les Mal. chron.

qui présente toujours l'idée figurée & systématique d'un combat que la nature livre, dans les maladies aiguës, à la cause morbifique; mais on conviendra que, s'il y a erreur dans ce cas, elle n'est que dans le mot, & non dans la chose. Ainsi, voilà qui est bien entendu; je puis à présent exposer ma façon de penser sur la marche des maladies vénériennes, & sur la manière dont le mercure opère leur guérison, sans craindre que M. Mittié prenne le mot de *crise*, lorsque je m'en servirai, dans un autre sens que celui que je lui attribue.

Dans la gonorrhée, le virus est borné dans les glandes du voisinage de l'urèthre, ou dans le tissu cellulaire de ce canal; l'action qu'il y excite, & l'inflammation qui survient, lui servent de barrière, l'empêchent de pénétrer dans l'intérieur, & l'écoulement qui caractérise la maladie suffit pour l'entraîner entièrement au-dehors: aussi une gonorrhée, qui parcourt successivement ses différens périodes, & qui ne cesse point de couler jusqu'au terme naturel de sa guérison, ne donne-t-elle jamais la vérole; c'est pourquoi j'ai conseillé dans mes Ecrits d'abandonner cette maladie à la nature, c'est-à-dire, de ne s'en occuper que pour modérer les accidens, & éloigner tout ce qui est capable de supprimer l'écoulement; sur-tout, point de mercure, ni sudorifique, ni purgatif, ni rob, ni sirop. Rien n'est plus mal entendu, que de donner des remèdes anti-vénériens, dans l'intention de détruire ou corriger le principe de la gonorrhée; leur action, quelque modérée qu'elle soit, est le plus souvent capable de supprimer l'écoulement, avant que l'excrétion critique, que la nature a établie, ſoit complette; d'où il réſulte que ces remèdes donnent plus ſouvent la vérole, qu'ils ne la préviennent.

Les chancres doivent être conſidérés ſous un autre point de vue : ils ſont conſtamment ſuivis de la vérole, parce que la nature n'y opère aucune criſe capable d'expulſer le virus au-dehors; rien ne l'empêche de pénétrer dans l'intérieur, & il y porte néceſſairement l'infection, à moins que, par une diſpoſition favorable, il ne ſe dépoſe dans les glandes les plus voiſines du lieu que le chancre occupe, & ne produiſe un bubon: dans ce cas, ſi la tumeur ſe termine par une ſuppuration véritablement critique, & ſi elle eſt traitée convenablement, le malade peut être garanti de la vérole à peu de frais. Mais, lorſque le virus a pénétré intérieurement, lorſque la vérole eſt confirmée, il ne faut point s'attendre que la nature détruiſe elle-même, par aucune eſpèce de criſe, le principe de la maladie; l'art doit opérer ſa guériſon.

La vérole n'a point le caractère de ces maladies innées, qui tiennent à la conſtitution du ſujet; le plus ſouvent l'art tente en vain de guérir ces dernières maladies par toutes ſortes de remèdes : ſi elles viennent à ſe diſſiper, c'eſt preſque toujours par une révolution que les progrès de l'âge opèrent dans l'économie animale : révolution qui anéantit le principe de la maladie, comme dans les écrouelles, ou qui change ſeulement le mode de la maladie, comme dans la goutte, qui efface les autres affections habituelles auxquelles elle a ſuccédé. Mais la vérole dépend d'une cauſe acquiſe, qui eſt abſolument étrangère à notre constitution, & qu'il est au pouvoir de l'art de détruire.

M. Mittié est peut-être le seul qui ait méconnu la propriété spécifique du mercure contre cette maladie. Sans doute qu'il n'a jamais été à portée d'observer les effets aussi prompts que salutaires qu'il produit, lorsqu'il est administré, sur-tout en friction, avec l'intelligence qui convient : c'est en vain qu'il déclamera, avec toute la force dont il est capable, contre cette méthode ; elle prévaudra toujours sur les préparations mercurielles prises intérieurement, & sur tout autre remède. Poursuivons.

Je n'ai jamais été de l'avis de ceux qui attribuoient le flux de bouche à des parties hétérogènes, ou arsenicales, mêlées au mercure, ou à quelque autre cause mécanique. En 1758, j'avois déja rejeté ces hypothèses; & voici l'idée que je m'étois formée de la salivation. Je l'attribuois, à peu près comme M. Mittié, à l'irritabilité dont nos organes sont doués, à laquelle je rapportois en général les effets des remèdes évacuans. Je pensois que ces remèdes ne déterminoient des évacuations par le vomissement, par les selles, par les urines, par la transpiration, par les sueurs, &c., qu'en excitant l'irritabilité de l'estomac, celle des intestins, & des vaisseaux sécrétoires des reins & de la peau. « Mais, disois-» je, il y a une remarque importante à faire à cet » égard ; c'est que tous ces remèdes, également » irritans, n'opèrent pas le même effet sur tous » les organes excrétoires doués de l'irritabilité, » c'est-à-dire, que le remède qui excite l'irritabi-» lité des reins, ne produit aucun effet sur les or-

» ganes qui fourniffent la matière de la tranfpi-
» ration & de la fueur ; de même que les diuréti-
» ques & les fudorifiques ne font aucune impref-
» fion fur l'eftomac, ni fur les inteftins, ainfi des
» autres ; ce qui prouve, ajoutois-je, qu'il y a des
» affinités différentes entre les remèdes évacuans
» & nos organes excrétoires : de manière qu'un
» tel remède n'excite l'irritabilité que d'un tel or-
» gane, fans faire aucune impreffion fur les au-
» tres ; ce qui fait diftinguer les différentes efpè-
» ces des remèdes évacuans en cyalologues, en
» hydragoges, en emménagogues, en diuréti-
» ques, en fudorifiques, &c. fuivant l'efpèce d'éva-
» cuation qu'ils ont coutume de provoquer. »

Je penfois, d'un autre côté, que les crifes que la nature opère elle-même dans les maladies aiguës, pouvoient fe rapporter à la même caufe ; j'imaginois que, lorfque l'humeur morbifique avoit été modifiée, ou préparée par la coction, elle excitoit l'irritabilité de quelque organe excrétoire, & déterminoit une évacuation par laquelle elle étoit entraînée au dehors. « On ob-
» ferve de plus, difois-je, que chaque efpèce de
» maladie a fa crife particulière, c'eft-à-dire, que
» c'eft telle ou telle efpèce d'évacuation qui ter-
» mine communément telle ou telle efpèce de
» fièvre ; ce qui prouve également que chaque
» efpèce de levain morbifique a, de même que
» les remèdes évacuans, une affinité particulière
» avec quelqu'un de nos organes excrétoires.

» Mais, ajoutois-je, les effets dont je viens
» de parler, par rapport à ces remèdes, & par
» rapport aux crifes, ne font pas fi conftans & fi
» univerfels, qu'ils ne fouffrent fouvent des va-

» riations considérables dans les différens corps » où ils s'opèrent. L'irritabilité des organes n'est » pas la même dans tous les individus ; ces orga- » nes sont plus ou moins sensibles à l'impression » des substances irritantes dans un corps que dans » un autre ; les modifications des fibres irritables » varient aussi quelquefois, au point que les or- » ganes n'ont pas la même affinité, dans tous les » corps, avec tel ou tel stimulus : ainsi, de-là » cette diversité de tempéramens, qui fait que les » uns sont beaucoup purgés avec un minoratif » très-doux, & même avec le petit-lait, tandis » que des purgatifs très-forts ne produisent que » peu d'évacuations dans d'autres ; qui fait que le » même remède est diaphorétique dans les uns, » diurétique dans d'autres, purgatif dans cer- » tains, & quelquefois émétique dans d'autres. »

Suivant cette doctrine, fondée sur l'observation, je croyois donc que le mercure ne déterminoit le flux de bouche qu'en excitant l'irritabilité des organes qui séparent la salive : je pensois que ce minéral excitoit la salivation par la même loi que le sel de nitre, par exemple, détermine une plus grande excrétion d'urine ; je disois que ces deux stimulus, introduits dans les secondes voies, n'agissoient que sur les organes respectifs avec lesquels ils avoient une affinité particulière : ainsi j'avois dans l'idée que le mercure ne produisoit le flux de bouche, que parce que les fibres irritables des organes salivaires étoient disposées de manière que les globules de ce minéral, peut-être modifiés d'une nouvelle manière depuis leur introduction dans le corps, mettoient ces organes en mouvement, & déterminoient une plus grande excrétion de ſalive ; mais, comme j'avois déja obſervé que la modification de nos organes varioit ſouvent, je concevois auſſi que le mercure ne devoit pas produire conſtamment le même effet, c'eſt-à-dire, qu'il ne devoit pas toujours exciter la ſalivation, & qu'il devoit déterminer d'autres évacuations, ſuivant qu'il ſe trouvoit avoir plus d'affinité avec quelqu'un des différens organes qui donnent iſſue aux humeurs excrémentitielles.

Telle eſt l'explication que j'ai donnée, dans mon Traité des Maladies vénériennes, de la manière dont le mercure fait ſaliver. Je n'ignore point que ces ſortes d'hypothèſes ne ſont pas ſuſceptibles de cette démonſtration qui imprime ſeule à une opinion le caractère de la vérité : auſſi ce n'eſt point ſur leurs ſemblables qu'on peut fonder les principes d'une ſaine pratique ; mais on ſe haſarde de les propoſer, lorſqu'elles cadrent parfaitement avec toutes les autres parties d'un ſyſtême qu'on a embraſſé. Je paſſe à l'hypothèſe de M. Mittié ſur le même ſujet ; c'eſt dans le détail le plus exact que je dois la rapporter, pour ne point être ſoupçonné de vouloir affoiblir le degré d'évidence qu'il lui ſuppoſe.

Rien ne paroît p us méthodique, & mieux raiſonné, que cette hypothèſe. M. Mittié commence par conſidérer les parties muqueuſes, graiſſeuſes & ſalines que contiennent les alimens que nous prenons. Toutes ces matières entraînées dans le torrent de la circulation, après la digeſtion, y ſubiſſent par leur rencontre, par la chaleur & le mouvement, différentes modifications, & forment de nouvelles combinaiſons, d'où réſultent des espèces de sels neutres & de savons, qui peuvent, jusqu'à un certain point, se surcharger d'alkali & d'acide : moyen nécessaire que la nature emploie pour prévenir les désordres que l'un & l'autre de ces sels occasionneroient dans l'économie animale, s'ils y circuloient seuls & à nu. On retire ces matières des parties solides & fluides, par les différens procédés que la chimie enseigne.

Un des sels, suivant M. Mittié, que l'on obtient le plus communément, sans qu'on puisse soupçonner qu'il soit, comme la plupart des autres, le produit du feu, & altéré ou dénaturé par les procédés chimiques que l'on emploie pour les avoir, est le sel fusible que l'on retire de l'urine par la simple évaporation.

Ce sel formé par l'acide phosphorique ou animal, combiné avec l'alkali fixe ou volatil, est connu sous le nom de sel fusible ou essentiel d'urine, sel phosphorique, sel animal, &c.

L'alkali fixe, ou volatil, qui entre dans sa composition, est chargé d'une matière grasse, qui rend son union avec l'acide animal moins intime, & sa décomposition facile.

Quoique l'acide animal soit combiné avec l'alkali volatil, ce sel n'est pas volatil comme les sels ammoniacaux.

L'acide animal tient si peu à sa base, quand l'alkali volatil lui en sert, qu'on la lui enlève aisément par le feu.

M. Mittié observe ensuite que le rapport des acides avec les substances qu'ils peuvent dissoudre, & avec lesquelles elles se combinent, étant en raison de leur pesanteur spécifique, il s'ensuit que l'acide animal, comme le plus pesant de tous les acides, a plus d'affinité qu'aucun autre avec le mercure; & que cette affinité se trouve augmentée en raison composée du rapport que l'acide animal a de plus avec le phlogistique, qui entre avec excès dans les principes constitutifs du mercure.

Pour prouver cette affinité, M. Mittié rapporte les procédés suivans. Mêlez une dissolution de sel fusible à une dissolution de mercure par un acide quelconque; il se fait une double décomposition. L'acide animal quitte sa base pour s'emparer du mercure; & l'acide qui tenoit le mercure en dissolution, s'unit à la base du sel fusible: d'où résultent deux autres combinaisons; l'une est le sel mercuriel, & l'autre un sel neutre ou ammoniacal, selon la dissolution qu'on a employée.

La décomposition connue du tartre vitriolé, au moyen d'une dissolution de mercure par l'acide nitreux, est un exemple & une identité d'effet, qui semble prouver, contre la table des rapports, que l'acide vitriolique, ainsi que l'acide animal, a plus d'affinité avec le mercure, qu'ils n'en ont l'un & l'autre avec l'alkali fixe & volatil.

Une autre parité d'effets de ces deux acides, est que le tartre vitriolé & le sel fusible, mêlés à du charbon, se décomposent au feu, deviennent volatils par leurs combinaisons avec le phlogistique, & produisent, l'un le soufre, & l'autre le phosphore.

M. Mittié dit ensuite que l'acide animal, quoique le moins corrosif de tous, a essentiellement la propriété de dissoudre le mercure plus promptement & en plus grande quantité qu'aucun autre acide ne fait, à froid même, sans effervescence, & sans lui enlever son phlogistique, cette opération ne donnant aucun acide sulfureux, comme il arrive dans la dissolution du mercure par un autre acide. Il dit encore que la combinaison de l'acide animal avec le mercure est la plus intime, la plus parfaite & la plus durable en ce genre; que le sel qui en résulte, est plus doux & plus soluble dans l'eau, qu'aucun autre sel mercuriel; & qu'aucun acide, aucun sel neutre, aucune dissolution métallique, ne décompose le sel mercuriel animal.

« Enfin, ajoute M. Mittié, cette affinité de l'a-
» cide animal avec le mercure existant sans ex-
» ception, il s'ensuit nécessairement que le mer-
» cure pris en friction, circulant avec les li-
» queurs, étant extrêmement divisé, venant à
» rencontrer du sel fusible, il le décompose; l'a-
» cide animal s'empare du mercure, abandonne
» l'alkali volatil qui, devenu libre, donne lieu à
» la plupart des phénomènes de la salivation,
» dont les accidens sont plus ou moins graves,
» en raison de la sensibilité du sujet, de sa cons-
» titution bilieuse ou alkalescente, de sa dispoſi-
» tion hypocondriaque ou scorbutique, mais
» principalement de la quantité de mercure com-
» biné avec l'acide animal; parce que, plus il se
» forme de sel mercuriel animal, plus il y a
» d'alkali volatil libre, qui produit alors tous les
» maux que la salivation entraîne avec elle, sans
» qu'on ait soupçonné jusqu'ici l'alkali volatil
» libre d'en être la cause principale. »

Or, de-là M. Mittié conclut que l'irritabilité

des glandes salivaires, communément plus grande que celle des autres glandes, est une cause éloignée & disponante de la salivation.

Que le sel mercuriel animal, qui s'est formé dans les vaisseaux par sa nature & par sa pesanteur, stimulant les glandes salivaires, est la cause occasionnelle & déterminante de la salivation.

Que l'alkali volatil, qui formoit le sel fusible, se trouvant à nu par la combinaison de son acide avec le mercure, devient la cause procatarctique de tous les accidens de la salivation, comme l'haleine puante, le gonflement de toutes les parties de la bouche, les ulcères fétides qui surviennent à ces parties, les hémorragies des gencives, l'ébranlement & la chute des dents, &c.

Que l'alkali volatil libre, mêlé & confondu avec les humeurs, au moyen de la circulation, porté à tous les organes, par ses qualités âcres & caustiques altère & décompose les fluides, irrite & détruit les solides, &c. &c.

Enfin, dans le Chapitre suivant, M. Mittié examine les effets que le mercure produit, lorsqu'on le donne intérieurement, étant saturé d'acide. En comparant ces effets avec ceux que le mercure donné en friction opère, il dit que ces préparations avec excès d'acide, lorsqu'elles ont passé dans les secondes voies, au moyen de leur solubilité, y subissent, quand elles rencontrent du sel fusible, une décomposition, d'où résulte un sel mercuriel animal. Que le mercure, donné en friction, forme également un sel mercuriel animal; mais que, quoique le résultat, dans ces deux cas, soit le même quant à la formation du sel mercuriel animal, les effets en sont bien différens : que, dans le premier cas, la salivation est légère, douce & sans aucun accident ; au lieu que, dans le second, elle est accompagnée des accidens les plus graves, comme on vient de le voir : or, la raison de cette différence est, suivant M. Mittié, que, dans l'usage des préparations mercurielles avec excès d'acide, par la double décomposition qui se fait dans les vaisseaux, du sel fusible d'une part, & du sel mercuriel de l'autre, les bases de ces deux sels changent mutuellement d'acide, c'est-à-dire, que l'acide qui tenoit primitivement le mercure en dissolution, s'empare de l'alkali volatil que l'acide animal a abandonné pour s'unir au mercure, & forme un sel ammoniacal ; de sorte qu'au moyen de cette dernière combinaison, il n'y a point d'alkali libre, & par conséquent aucun des accidens dépendans de sa présence. « C'est pourquoi, » ajoute M. Mittié, les préparations mercurielles » que l'on fait prendre intérieurement, & qui, » par leur nature, occasionnent communément » le plus de ravages, sont le mercure dissous par » les alkalis, les vrais précipités, les prépara» tions de mercure, auxquelles on associe les al» kalis ou le savon, le mercure gommeux, sy» rupeux, la panacée, les faux précipités, le » mercure doux, &c. »

Voilà le précis de l'Etiologie nouvelle de la salivation, par laquelle M. Mittié s'est proposé de prouver que la méthode par les frictions est aussi inconséquente que dangereuse. Je n'ai jamais tant regretté que dans ce moment, de n'avoir que des connoissances peu étendues dans la pratique de la Chimie : je l'ai toujours négligée, parce

parce que je pensois qu'on ne pouvoit pas juger de la Chimie naturelle, par celle qu'on cultive dans les laboratoires : voici à quoi se réduisoient mes idées à cet égard. En parlant des fluides du corps humain, dans mes *Recherches sur la nature de l'homme, considéré dans l'état de santé & dans l'état de maladie*, j'ai dit :

« Concluons donc que les fluides du corps humain sont composés de feu & d'air fixés, différemment combinés avec la terre & l'eau ; mais, pour que ces élémens forment nos liqueurs, il faut qu'ils soient modifiés d'une certaine manière dans les végétaux & dans les animaux qui nous servent de nourriture ; car tous les mixtes qui contiennent les mêmes principes, ne sont pas propres à former nos fluides : il n'y a que les substances que notre goût adopte, qui puissent fournir les parties intégrantes qui sont analogues à la nôtre ; les autres serviroient plutôt à l'altérer, à la détruire. Concluons encore que l'estomac doit être considéré comme un centre d'action, un foyer de chaleur, où les mêmes élémens se modifient, se combinent & se transforment d'une manière nouvelle, pour former un fluide blanc, le chyle, que l'art ne sauroit imiter ; lequel étant versé dans le torrent de la circulation, les principes dont il est composé se modifient encore différemment, & forment le sang. Concluons enfin qu'il semble que chaque organe, chaque partie du corps a son rhythme chimique particulier (qu'on me passe cette expression) qui donne une tournure différente à chaque liqueur qu'elle contient ou qu'elle sépare ; mais que toutes ces liqueurs ne

» ſont pas plutôt formées, qu'elles tendent à » changer de caractère; que le mouvement & la » chaleur animale en changent continuellement le » mode; que leurs formes & leurs combinaiſons ne » ſont pas long-temps fixes; qu'elles parcourent » un cercle de changement qui fait varier leurs » qualités d'une infinité de manières : qu'il eſt » difficile par conſéquent de connoître, par les » procédés chimiques, le véritable caractère des » parties intégrantes qui les compoſent, puiſque » les mouvemens de putréfaction, de fermenta- » tion, de diſſolution, d'embraſement, &c. aux- » quels on les ſoumet dans ces procédés, donnent » des formes nouvelles à ces molécules. »

Ces idées générales ſur la Chimie naturelle, ſuffiſoient bien pour me faire preſſentir que l'hypothèſe de M. Mittié ſur la ſalivation n'étoit qu'un procédé de ſon imagination; mais il falloit le prouver. J'ai donc été obligé de conſulter un habile Chimiſte; je me ſuis adreſſé à M. Croharé, Apothicaire de Monſeigneur le Comte d'Artois : comme la vérité l'intéreſſe toujours ſans acception de perſonne, il ne s'eſt point refuſé à diſcuter une opinion, dont la futilité l'a frappé au premier coup d'œil. Voici la Lettre qu'il m'a adreſſée.

LETTRE de M. Croharé, Apothicaire de Monſeigneur le Comte d'Artois, à M. Fabre.

« Il eſt, Monſieur, peu de ſubſtances qui aient autant exercé la ſagacité & la patience des Chimistes, que l'acide phosphorique. Quelques-uns regardent cet acide comme la cause & le principe de presque tous les phénomènes de la nature. Ils disent que sa présence s'annonce par des effets aussi constans que variés; qu'il est visible dans l'action qu'exercent le feu, l'eau & l'air sur tous les corps; que, par une conséquence nécessaire, ils le voient aussi dans les terres, les pierres, les métaux & les sels de toutes les espèces : ils prétendent qu'il donne à toutes ces matières la pesanteur, la ductilité, la transparence, la dureté, &c. D'un autre côté, il n'étoit pas naturel que l'action d'un acide si extraordinaire fût bornée aux substances inactives, &, pour ainsi dire, mortes : aussi l'a-t-on reconnu pour la cause de la végétation, de la variété des plantes, de l'organisation des animaux; & comme c'est des parties solides de ces derniers qu'on retire une plus grande quantité de cet acide, on a pensé qu'il étoit également la cause de la dureté des os, de la flexibilité des nerfs, de la souplesse des muscles, de la fluidité & de la pureté des humeurs. En un mot, il n'est point dans la nature, suivant la physiologie de ces mêmes Chimistes, de substance qui exerce un pouvoir aussi varié, aussi illimité que celui de l'acide phosphorique. »

» Tel est, Monsieur, le précis des opinions nouvelles qu'on s'efforce d'introduire dans la Chimie : ce n'est point ici le lieu de les soumettre directement à un examen éclairé par l'expérience; en attendant, on verra suffisamment le cas qu'on en doit faire, dans les réflexions suivantes que vous m'avez demandées touchant l'hypothèſe de M. Mittié ſur la manière dont le mercure excite la ſalivation. »

» Il paroît que cet Auteur a puiſé dans les nouveautés chimiques que je viens de vous expoſer, l'idée de cette hypothèſe. Il dit que le ſel phoſphorique n'eſt pas, comme la plupart des autres, le produit du feu, & altéré ou dénaturé par les procédes chimiques que l'on emploie pour les avoir; que ce ſel eſt l'acide *animal*, combiné avec l'alkali fixe ou volatil, connu ſous le nom de ſel fuſible ou eſſentiel d'urine, ſel phoſphorique, &c. : il ajoute que, comme ſon rapport avec les ſubſtances qu'il peut diſſoudre, & avec leſquelles il peut ſe combiner, eſt en raiſon de ſa peſanteur ſpécifique, il s'enſuit, ſuivant lui, que l'acide *animal*, comme *le plus peſant de tous les acides*, a plus d'affinité qu'aucun autre avec le mercure; & que cette affinité ſe trouve augmentée en raiſon compoſée du rapport que l'acide *animal* a avec le phlogiſtique *qui entre avec excès dans les principes conſtitutifs du mercure.* »

» Ces propoſitions, qui ſont la baſe de l'hypothèſe de M. Mittié, ſont bien capables d'en impoſer à ceux qui ſont peu exercés dans la Chimie; mais que dira-t-il, ſi je lui prouve, par une ſuite d'expériences, que l'acide *animal* n'exiſte point dans le corps vivant; & que, de quelque ſubſtance qu'on le tire, en plus ou moins grande quantité, il eſt toujours le produit du feu ou de la putréfaction, & des autres moyens qu'on emploie pour l'obtenir? Que dira-t-il, ſi je lui fais voir que cet acide n'a pas plus de rapport avec le mercure que les acides minéraux, & que la combinaiſon que ces deux ſubſtances forment enſemble, ne réſiſte pas plus aux moyens connus, que l'union de ces derniers acides avec ce minéral ? D'où il réſulte que la diſſolubilité que M. Mittié prête à la combinaiſon de l'acide animal avec le mercure, lui eſt attribuée ſans raiſon. »

» Sans connoître la nouvelle Etiologie de la ſalivation, que cet Auteur a publiée il y a déja long-temps, j'ai fait, depuis deux ans, des expériences, qui avoient pour objet de m'aſſurer ſi l'acide phoſphorique exiſtoit dans les ſubſtances animales. De ces expériences, je n'en choiſirai qu'un petit nombre que je viens encore de répéter, & qui me paroiſſent ſuffire pour prouver que l'exiſtence de l'acide phoſphorique ou animal dans le corps vivant, eſt une chimère imaginée gratuitement, reçue & enſeignée par quelques Chimiſtes, ſans examen ultérieur. »

» Sur ce que M. Mittié dit que l'acide animal exiſte dans le corps tout formé, & que ſa peſanteur ſpécifique le rend propre à ſe combiner avec le mercure, en déplaçant les autres acides, j'ai recherché ces rapports par les expériences ſuivantes. Sur douze onces d'urine fraîche, j'ai verſé deux gros de diſſolution de mercure par l'acide nitreux; à l'inſtant du mélange l'urine s'eſt troublée: huit heures après elle avoit dépoſé un précipité de couleur ocreuſe. Comme il n'eſt queſtion ici que de la recherche de l'acide phoſphorique, & que cet acide eſt fixe au feu, j'ai pris le parti d'évaporer enſemble la liqueur & le précipité en conſiſtance d'un extrait ſec; &, pour en détruire entièrement la partie muqueuſe & extractive, j'ai mis cet extrait, ainsi desséché, dans un creuset que j'ai fait rougir légérement : le mercure s'est volatilisé, & le peu de résidu qui a resté, avoit la couleur du tartre martial : je n'ai trouvé, dans ce résidu, aucun indice d'acide phosphorique. »

» Un phénomène observé dans cette expérience, & que je crois digne de remarque, parce que, dans d'autres circonstances, il pourroit induire dans des erreurs qui donneroient de fausses connoissances dans quelques opérations chimiques, c'est que, pendant l'évaporation de l'urine, l'acide nitreux s'est dissipé en répandant l'odeur & la vapeur de l'esprit de sel. Quoique j'aie souvent eu occasion d'observer cette modification, ou transformation apparente d'un acide en un autre, j'ai eu la curiosité de répéter cette expérience, en mêlant ensemble l'acide nitreux pur avec l'urine fraîche ; l'évaporation de ce mélange a donné les mêmes vapeurs apparentes d'esprit de sel, ce qui prouve que le mercure n'entre pour rien dans cette modification de l'acide du nitre. »

» Dans une autre expérience, le sublimé corrosif dissous dans l'eau distillée, mêlé avec l'urine fraîche, la décompose, & occasionne un précipité aussi considérable que la solution du mercure par l'acide nitreux ; ce qui prouve que le précipité produit dans la première expérience, n'est pas une nouvelle combinaison du mercure par l'acide du sel marin que l'on dit exister dans l'urine fraîche, & que je ne suis pas éloigné d'admettre. J'ai fait bouillir aussi dans l'urine fraîche, le mercure revivifié, le turbith minéral, le mercure doux, &c. ; mais aucune de ces expériences n'a donné aucun indice de la préſence de l'acide phoſphorique dans l'urine. »

» Ceux qui s'occupent de la Chimie, ou de l'art de guérir, ſavent que cette excrétion ſéreuſe, à l'inſtant de ſa ſortie du corps, ne préſente aucun des caractères qui appartiennent aux ſels, c'eſt-à-dire, qu'elle n'eſt ni acide ni alkaline; mais que peu de temps après, ſur-tout ſi on l'expoſe à une chaleur de 50 à 60 degrés, elle s'altère, ſe décompoſe, donne de l'alkali volatil, &c. : phénomène qui prouve la deſtruction de l'humeur animale contenue dans l'urine. Cette décompoſition s'opère d'une manière très-rapide; &, à l'exception du ſel marin, preſque aucun des autres produits recueillis par l'évaporation, la criſtalliſation & l'exſiccation, n'exiſtoient point, & ne peuvent exiſter qu'après la décompoſition de l'urine : ſemblable au raiſin, dont on retire le tartre ou ſel eſſentiel, ſans que, pour cela, on puiſſe découvrir dans le ſuc de ce fruit le moindre indice d'eſprit ardent, avant que la fermentation ait détruit & converti ſa ſubſtance douce & ſucrée en liqueur vineuſe. »

» Il eſt donc évident, Monſieur, que l'acide phoſphorique n'exiſte point dans l'urine au moment qu'elle vient d'être rendue. Je paſſe à préſent à d'autres expériences, qui, ſuivant l'hypothèſe de M. Mittié, devroient nous le faire trouver dans les chairs des animaux, s'il y exiſtoit. Pour m'en aſſurer, j'ai ſuſpendu ſéparément, dans trois bocaux de verre, douze onces de maigre de bœuf, douze onces de rouelle de veau, & douze onces de tranche de gigot de mouton; ſur ces chairs preſque encore palpitantes, bien dégraiſſées, j'ai verſé une diſſolution de mercure ſublimé corroſif dans l'eau diſtillée : vingt-quatre heures après, j'ai trouvé dans le fond des bocaux un précipité aſſez égal pour la blancheur, mais bien remarquable par ſes quantités reſpectives. Dans la chair de bœuf, il étoit plus conſidérable que dans celle de mouton, & dans celle-ci beaucoup plus que dans celle de veau. J'ai mêlé ces différens précipités ; &, en les ſublimant de nouveau, j'ai obtenu un véritable mercure doux, parfaitement indiſſoluble : je n'ai trouvé dans le matras qui a ſervi à cette ſublimation, aucune trace d'acide phoſphorique fondu, ni même la poudre rouge qui reſte après les ſublimations ordinaires du mercure doux & de la panacée, laquelle eſt produite par les vaiſſeaux qui ont ſervi à broyer le ſublimé corroſif, & non par la décompoſition partielle du mercure, comme quelques Chimiſtes l'ont inſinué. Les chairs ſont devenues moins volumineuſes, plus fermes, & de la couleur des viandes ſalées ; &, malgré la chaleur de l'été, (qui étoit fort grande la première fois que j'ai fait cette expérience), elles ſe ſont conſervées pluſieurs jours dans la liqueur ſans s'altérer, & même ſans changer de couleur. »

» Permettez-moi, Monſieur, d'obſerver ici en paſſant, que cette expérience, & pluſieurs autres de ce genre, prouvent, de la manière la plus évidente, que la ſurabondance du ſel marin, qui fait du ſublimé corroſif le plus violent des poiſons, a cependant avec les ſubſtances animales un rapport infiniment plus grand, plus marqué, qu'avec le mercure : témoins plus d'une fois des ravages cauſés par le ſublimé corroſif adminiſtré intérieurement, ſur-tout des toux sèches, convulsives, produites par l'usage immodéré de ce sel. Considérant, d'un autre côté, le peu de vrai & la partialité avec laquelle quelques Auteurs ont décrit sa manière d'agir, je proposai, il y a plus de dix ans, à plusieurs Médecins de suivre sa décomposition, & de l'étendre jusques sur les animaux vivans, afin de parvenir, s'il étoit possible, à une connoissance moins incertaine & plus sûre de sa manière d'agir sur les solides & sur les fluides : d'autres occupations trop multipliées m'ont empêché de continuer ce travail, mais je n'y renonce pas. Je reviens à mon objet. »

« Je pense donc, Monsieur, que l'expérience que je viens de rapporter, suffit pour prouver qu'il n'existe pas d'acide animal dans les chairs, & que c'est bien gratuitement que M. Mittié a supposé que cet acide, à raison de sa pesanteur spécifique, a un rapport avec le mercure, plus grand que ne l'ont les autres acides. Des deux faits sur lesquels il se fonde, l'un prouve contre cette supposition, & l'autre demande un examen plus détaillé. Le premier appartient au célèbre *Stahl* : c'est sa trop fameuse décomposition du tartre vitriolé dans le creux de la main, en versant dessus quelques gouttes de dissolution de mercure par l'acide nitreux ; mais j'ose vous assurer, Monsieur, qu'il n'y a que des gens peu exercés à la pratique des combinaisons & des décompositions chimiques, qui rapportent ce phénomène à la pesanteur de l'acide qui constitue le tartre vitriolé ; je suis si certain du contraire, qu'entre plusieurs exemples, je vous citerai celui d'un sel formé avec l'acide vitriolique, qui n'occasionne aucun changement, aucune décompoſition, lorſqu'on le mêle en toute proportion, ſoit avec le mercure diſſous par l'acide nitreux, ſoit avec le ſublimé corroſif : c'eſt le ſel d'*Epſom*, ou ſel catharctique amer d'Angleterre, purifié par une nouvelle criſtalliſation. »

» Le deuxième fait, c'eſt que M. Mittié prétend qu'en mêlant le ſel fuſible ou eſſentiel d'urine, avec une diſſolution de mercure, faite par quelque acide que ce ſoit, à l'inſtant l'acide phoſphorique quitte l'alkali volatil qui lui ſervoit de baſe, ſe porte ſur le mercure, & forme avec lui une combinaiſon, qu'aucune ſubſtance ne peut détruire. Pour connoître ce qu'il y a de vrai dans cette aſſertion avancée avec tant de confiance, j'ai fait pluſieurs fois, avec le ſel fuſible, & avec l'acide phoſphorique retiré des os, les expériences ſuivantes : mais, avant de les rapporter, je crois néceſſaire de rappeler ici le travail par lequel on obtient de l'urine le ſel fuſible. Ce procédé eſt long, ennuyeux, & ſurtout déſagréable. »

» On prend, dit *M. Margraf*, cent ou deux cents pintes d'urine putréfiée, que l'on fait évaporer en conſiſtance de ſirop épais ; on la porte à la cave, ou dans tout autre lieu frais & tranquille. Après trois ſemaines de repos, *& quelquefois plus*, on trouve au fond de la terrine un dépôt ſalin, irrégulier & terreux ; on décante la liqueur que l'on fait évaporer & criſtalliſer de nouveau ; on continue les évaporations & les criſtalliſations, juſqu'à ce que la liqueur ne fourniſſe plus de ſels. Enſuite on ramaſſe ces ſels, on les fait diſſoudre dans l'eau pure, on filtre la liqueur, & on la fait évaporer & criſtalliſer.

Comme il est assez difficile, & même *impossible*, d'obtenir le sel fusible, par cette première purification, bien blanc & dégagé des autres sels qui en altèrent la pureté, on est obligé de le purifier de nouveau. *En procédant ainsi*, ajoute M. Margraf, *cent vingt ou cent trente pintes d'urine vous rendront*, peut-être, *trois ou quatre onces de ce sel très-blanc & très-pur.* C'est-à-dire, que par la décomposition de l'urine, on peut obtenir huit ou neuf grains par pinte de ce précieux sel fusible, auquel M. Mittié fait jouer un rôle si merveilleux dans l'économie animale. Venons à nos expériences. »

» Sur un gros de sel fusible dissous dans une once d'eau, j'ai versé un demi-gros de dissolution de mercure par l'acide nitreux : les deux liqueurs se sont mêlées sans se troubler ; trois jours après elles étoient parfaitement limpides & transparentes : elles n'ont formé ni précipité, ni sédiment ; desséchées dans une capsule de verre au bain de sable, elles ont répandu des vapeurs blanches acides, qui n'avoient point l'odeur de l'esprit de nitre, mais qui ressembloient beaucoup à celles de l'acide marin. En augmentant le feu, le mercure s'est dissipé, & l'acide du sel fusible a demeuré fixe. »

» Sur une once d'eau, tenant en dissolution un gros du même sel fusible, j'ai versé vingt-quatre grains de sublimé corrosif dissous dans l'eau distillée : chaque goutte de la solution mercurielle, en tombant sur le sel fusible, formoit un précipité très-blanc, approchant, par sa consistance, de celle des métaux cornés. Il paroît certain que, dans cette expérience, il se fait un échange des deux acides, c'eſt-à-dire, une double décompoſition; l'acide phoſphorique quitte l'alkali volatil pour s'unir au mercure, & de cette union réſulte l'indiſſolubilité (ſi contraire au ſyſtême de M. Mittié) qui l'oblige de ſe précipiter. L'alkali volatil, devenu libre, s'unit à l'acide du ſublimé, & forme avec lui une eſpèce de ſel ammoniacal, qui, quelquefois, fuſe en décrépitant lorſqu'on le jette ſur les charbons ardens, comme je l'ai obſervé avec le même ſel obtenu d'une ſemblable expérience. Mais ce n'eſt point ici le lieu de rechercher la cauſe de ce phénomène; j'obſerverai ſeulement que j'ai trouvé beaucoup d'autres ſubſtances qui précipitoient, & même décompoſoient l'acide phoſphorique auſſi bien que le mercure, & qui, ſoumiſes au feu d'incandeſcence, long-temps continué, ſe combinoient parfaitement avec lui: mais, comme le détail de ces expériences eſt étranger à la queſtion dont il s'agit, je les réſerve pour un mémoire particulier ſur les combinaiſons de cet acide avec les métaux. »

» J'ai ramaſſé le précipité formé de l'acide du ſel fuſible & du mercure; &, après avoir eſſayé inutilement de lui donner la diſſolubilité, j'ai pris le parti de le diſtiller dans une cornue de verre au bain de ſable: j'ai donné le feu par degrés; la matière, en perdant le reſte de ſon humidité, s'eſt conſidérablement gonflée: cet effet eſt ordinaire à l'acide phoſphorique, quand on le deſſèche dans des vaiſſeaux fermés. Alors le mercure s'eſt élevé vers le col de la cornue, ſous la forme de ſublimé corroſif. Comme j'avois pouſſé le feu vivement, j'ai trouvé, dans la cornue, l'acide phosphorique dans l'état vitreux, bien transparent, & ne donnant aucun indice de la présence du mercure. Si l'on arrête l'opération avant que tout le mercure soit sublimé, le verre phosphorique reste opaque & laiteux. »

« Il y a long-temps, Monsieur, que je m'étois assuré, par des expériences variées, que l'acide animal ou phosphorique retiré des os, n'avoit aucune espèce d'action sur le mercure coulant : depuis, j'ai encore tenté plusieurs fois de les unir & fixer ensemble, en employant le mercure dissous par les acides nitreux & marin. Deux de ces expériences ont été faites à la dose de quatre onces de mercure chacune ; mais, quelque soin que je me sois donné pour fixer, & en quelque sorte fondre le mercure avec l'acide phosphorique, je n'ai pu y réussir ; le mercure a constamment abandonné l'acide : j'ai remarqué cependant que, quand l'acide nitreux n'est pas exempt d'esprit de sel, il se forme du sublimé corrosif ; &, dans le cas contraire, le mercure distille presque en même temps que l'acide nitreux. »

» Un fait digne de remarque, c'est que l'acide phosphorique, en décomposant le sublimé corrosif, donne au mercure une apparence *micacée*, avec les variétés & toutes les couleurs de l'iris, qu'il conserve jusqu'à ce qu'il soit presque desséché. Le mercure n'est pas le seul, parmi les substances métalliques, sur lequel l'acide phosphorique produise un effet aussi agréable à la vue ; il y en a d'autres, & particulièrement le fer, sur lequel cet effet est encore plus marqué. »

» Je crois, Monsieur, vous avoir fait remarquer, au sujet des expériences avec le sel fusible, que le mélange de ce sel avec la dissolution de mercure par l'acide nitreux, ne donnoit point de précipité, & que la liqueur à peine louchissoit un peu; mais qu'il n'en étoit pas de même lorsqu'on mêloit ce sel avec la dissolution de sublimé corrosif: à l'instant les deux sels se décomposent, le mercure s'unit à l'acide fusible, lui fait perdre sa solubilité, & l'oblige de se précipiter avec lui. »

» Comme on pourroit tirer de la différence des produits de ces expériences, des inductions contraires à la vérité, je crois qu'il est nécessaire que j'explique plus en détail le jeu des décompositions salines par l'acide phosphorique. »

» Le sel fusible, qui a, comme on le sait, pour base l'alkali volatil, & l'acide phosphorique retiré des os, combiné par art au même alkali volatil, sont des sels neutres très-décomposables, même sans intermède; il suffit de les distiller à la cornue, l'action seule du feu suffit pour leur enlever l'alkali. Après l'opération, on trouve dans la cornue l'acide phosphorique pur & sans base; si on mêle à cet acide des sels neutres à base alkaline, métallique & terreuse, & que l'on distille de nouveau, tous ces sels seront décomposés, c'est-à-dire, que l'acide phosphorique se sera saisi de leurs bases; & les acides devenus libres seront chassés par le feu dans le récipient. Les Chimistes appellent cette manière de détruire, décomposition par la voie sèche; mais il en est bien autrement, lorsqu'on opère par la voie humide: presque aucun des sels, d'ailleurs très-décomposables, n'éprouvent de changement par leur mélange avec le sel fusible, ou avec l'acide phosphorique, que lorsqu'ils sont privés de l'eau de dissolution, & qu'ils approchent de l'état de ſiccité; à moins que l'acide qui diſſout le mercure n'ait un rapport plus décidé avec la baſe du ſel fuſible, comme je l'ai obſervé pour le ſublimé corroſif. »

» Tout le monde connoît la rapidité avec laquelle l'acide nitreux décompoſe le ſel ammoniac ordinaire; on ſait auſſi que l'acide qui conſtitue le ſel ammoniac, a un rapport plus grand avec le mercure, que ne l'a l'acide du nitre, & que ce rapport eſt démontré par les procédés employés pour faire le précipité blanc & le ſublimé corroſif. Cependant, ſi l'on verſe ſur du ſel ammoniac bien pur & en liqueur une diſſolution de mercure par l'acide nitreux, il ne ſe paſſe aucun changement, aucune décompoſition, c'eſt-à-dire, que dans cette occaſion l'acide marin ne précipite pas le mercure, & par conſéquent, que l'acide nitreux ne décompoſe pas le ſel ammoniac (*a*). Cette expérience démontre, d'une manière péremptoire, pourquoi le mercure, diſſous par l'acide du nitre, ne décompoſe pas le ſel fuſible de l'urine. Je paſſe à préſent, Monſieur, au grand objet qui occupe les Chimiſtes depuis quelques années; c'eſt l'acide phoſphorique retiré des os : voici le procédé par lequel on l'obtient. »

» On prend de la corne de cerf, ou des os de bœuf, de veau, de mouton, & même des os humains; je me ſuis ſervi de tous : cela eſt preſque indifférent pour le ſuccès de l'opération. On calcine ces os juſqu'au blanc; on les caſſe en morceaux;

(*a*) La diſſolution de mercure que j'ai employée pour ces expériences, étoit étendue dans deux fois ſon poids d'eau diſtillée.

on en met six à sept livres dans une terrine de grès avec quatre ou cinq pintes d'eau tiède. On verse dessus, à plusieurs reprises, de l'huile de vitriol, jusqu'à ce que les os soient réduits en bouillie, & plus sûrement encore, jusqu'à ce qu'il n'excite plus d'effervescence, ce qui va à peu près à cinq livres d'huile de vitriol. Comme l'acide phosphorique est très-déliquescent, il suffit de délayer la matière avec de l'eau bouillante, après quoi on la filtre, & on passe sur le *magma* de nouvelle eau bouillante. On réunit ces eaux, & on les fait évaporer, ayant l'attention d'y jeter quelques fragmens d'os bien calcinés, pour absorber l'acide vitriolique, s'il en reste de libre. Avant la fin de l'opération, il se précipite une quantité considérable de sélénite qui s'attache au fond & aux parois de la terrine ; on filtre de nouveau la liqueur, & on la remet dans un autre vase, pour qu'elle se dessèche le plus qu'il est possible ; ensuite on la met dans un creuset, chauffé modérément, pour l'amener par degrés à l'état de sel fondu. »

» Tel est, Monsieur, le procédé que M. *Scheele* a publié pour retirer l'acide phosphorique des os. Il est essentiel d'observer qu'on ne doit mettre que peu de matière à-la-fois dans le creuset, parce qu'elle se gonfle si prodigieusement, qu'il ne seroit pas possible, sans cette précaution, de l'empêcher de couler dans les charbons. Quoique cet acide contienne encore beaucoup de sélénite, qu'il est très facile d'en séparer, quelques Chimistes ont cependant imaginé d'y ajouter celle qui en avoit été séparée par le filtre. Quand cet acide est bien préparé, il a tous les caractères qui appartiennent aux ſels, comme la diſſolubilité, la ſaveur, & même la déliqueſcence. »

» Ayant toujours penſé que la connoiſſance de ce ſel ſeroit plus utile à la Chimie, ſi l'on parvenoit à découvrir ſon origine, il y a plus de deux ans que je me ſuis fait cette queſtion : *L'acide phoſphorique eſt-il dans les os, ou bien eſt-il produit par l'acide vitriolique ?* Je crois l'avoir décidée par les expériences ſuivantes, dont j'abrégerai le détail & les phénomènes, qui d'ailleurs ſeroient déplacés ici. »

» J'ai fait bouillir pendant deux heures, dans quatre pintes d'eau diſtillée, une livre d'os calciné & en poudre ; j'ai filtré la liqueur ; j'ai verſé ſur le réſidu quatre autres pintes d'eau diſtillée, que j'ai fait bouillir encore deux heures. Après les avoir filtrées, j'ai mêlé & fait évaporer les deux liqueurs ; mais au lieu d'environ trois onces d'acide phoſphorique qu'elles auroient dû me donner, je n'ai trouvé que vingt-trois grains de *natrum* bien criſtalliſé. La quantité de ce *natrum* varie d'une manière très-remarquable : j'ai obſervé que cette variété venoit non-ſeulement de la qualité des os, mais plus particulièrement de la durée de la calcination ; car s'ils contiennent encore de la matière gélatineuſe, ou qu'ils ne ſoient que charbonnés, ils ne donnent preſque point de *natrum*. Parmi les ſubſtances oſſeuſes que j'ai examinées, la corne de cerf, calcinée à blancheur, eſt la ſeule dont j'ai retiré depuis trente juſqu'à trente-ſix grains de ce ſel par livre. »

» Enfin, j'ai traité les os avec huit pintes de

vinaigre diſtillé, ainſi qu'avec l'eſprit de ſel & l'acide nitreux; aucun de ces diſſolvans acides n'a produit d'acide phoſphorique; & j'obſerverai de plus, qu'en verſant de l'acide vitriolique ſur la diſſolution des os par l'acide du nitre, juſqu'à ce qu'il ne ſe précipite plus de ſélénite, cette liqueur évaporée donne à peu près la moitié de l'acide phoſphorique qu'auroit donné le même poids d'os traité par l'huile de vitriol ſeule : c'étoit-là le premier procédé publié en anglois en 1775, ſous le nom de M. *Scheele.* J'ai de plus connoiſſance, d'après le rapport verbal d'un célèbre Philoſophe de nos jours, qu'en 1740 un Alchimiſte tiroit le ſel phoſphorique de la terre des cimetières, en la leſſivant ſimplement avec de l'eau, ſans autre intermède (*a*).

» Il eſt facile de concevoir par-là, Monſieur, combien, nous autres Chimiſtes, nous pouvons nous tromper & tromper les autres, lorſque nous prétendons juger de la nature des principes conſtitutifs des mixtes, par nos opérations. Ainſi, du

---

(*a*) Le réſultat de ces différens procédés revient au ſentiment de pluſieurs Chimiſtes, rapporté par *Baron*, touchant l'alkali volatil de l'urine; ils penſoient que la grande quantité de ce ſel qu'on retire de cette liqueur excrémenteuſe, tant par la diſtillation que par la putréfaction, non-ſeulement n'y exiſtoit pas naturellement, mais encore que ce ſel n'étoit autre choſe qu'un nouveau produit, réſultant de la combinaiſon que le feu ou la fermentation putride avoit faite des matériaux qu'ils avoient rencontrés dans l'urine, propres à former une pareille combinaiſon *Voyez* les Notes du ſavant Baron, ſur la Chimie de Lémery, pag. 823.

point de vue où je vous ai placé, vous pouvez considérer maintenant l'hypothèse de M. Mittié, comme un simple Roman fait avec assez d'art : je connois trop le danger qui peut résulter, en Médecine, d'une pareille illusion, pour avoir hésité de vous seconder pour la détruire. »

J'ai l'honneur d'être, &c. *Signé*, CROHARÉ.

Paris, le 15 octobre 1780.

Je l'avois bien pensé, que l'hypothèse de M. Mittié sur la salivation, s'évanouiroit à l'examen d'un homme versé dans la Chimie. L'acide animal, qui fait la base de cette hypothèse, n'existe point dans le corps vivant : voilà donc tout le systême de M. Mittié écroulé. Je ne parle point de plusieurs autres erreurs que M. Croharé a relevées, dans la Lettre qu'on vient de lire, & qui suffiroient pour infirmer l'explication que M. Mittié donne de la manière dont le mercure fait saliver. Enfin, si le mercure, donné en friction, cause quelque ravage, ce ne sera pas, du moins, pour avoir rencontré un acide dans son chemin, & avoir donné la liberté à un alkali volatil.

Cependant, M. Mittié comptoit bien sur la solidité & la certitude de cette hypothèse : « Si » une des meilleures marques d'une bonne théo» rie, dit-il, est d'embrasser facilement & com» plétement tous les faits que l'expérience, l'ob» servation & l'analogie peuvent offrir, jamais » aucune ne présenta ces avantages plus parfai» tement que celle-ci ; elle sert à rendre raison » de la manière la plus précise, la plus satisfai-

» ſante, & en même temps la plus vraie, des » phénomènes de la ſalivation, en développe la » cauſe, & en explique les effets beaucoup mieux » que toutes les hypothèſes que l'on a faites à » ce ſujet. »

On a vu pluſieurs fois que rien n'étoit plus facile que d'expliquer les phénomènes de l'économie animale, en partant d'un principe donné; mais lorſque ce principe s'eſt trouve faux, il a bien fallu renoncer à cette explication, quelque ſéduiſante qu'elle fût. Qu'il me ſoit permis d'en citer un exemple, qui ſera fameux dans les faſtes de la Médecine. L'application des lois de la mécanique à l'économie animale, a fait la réputation du célèbre *Boerhaave*. La circulation du ſang ne fut pas plutôt connue, qu'on ne regarda plus le corps que comme une machine hydraulique, dont le bon état & la conſervation dépendoient de la liberté que les fluides avoient à parcourir tous les tuyaux qui la compoſent. Le principe de la vie & de la ſanté ainſi établi, la perte de l'équilibre entre les ſolides & les fluides, & les obſtacles & les dérangemens de la circulation furent conſidérés comme les principales cauſes des maladies. On ne fixa preſque plus ſon attention que ſur la fibre trop lâche ou trop rigide; ſur les vaiſſeaux étranglés, ou trop relâchés; ſur les fluides trop épais, ou trop diſſous, &c. Cette théorie fut généralement adoptée; elle paroiſſoit ſi ſimple & ſi lumineuſe, qu'elle ſembloit devoir fixer à jamais les principes de la Médecine : cependant, d'habiles Médecins de nos jours ont prouvé qu'elle n'étoit qu'une chimère, en démontrant qu'il exiſtoit, dans le corps, un principe d'action & de mouvement indépendant des lois de la mécanique : c'eſt l'irritabilité, par laquelle on explique, avec bien plus de vraiſemblance, les phénomènes de la ſanté & de la maladie.

Mais ce n'eſt point encore ſur de pareils ſyſtêmes qu'on doit fonder ſa pratique dans les maladies, comme M. Mittié a fondé la ſienne ſur ſon hypothèſe. Qui ſçait ſi le ſyſtême de l'irritabilité ne ſera point détruit par une nouvelle découverte qui ramènera les idées à des principes plus évidens & plus lumineux ? Et dans ce cas, n'arriveroit-il pas une nouvelle révolution dans le traitement des maladies ?

D'un autre côté, les méthodes que quelques Chimiſtes ajuſtent, dans leur laboratoire, pour les introduire dans la pratique, ne méritent pas plus de confiance; on doit regarder ſur ce pied, ce qu'on a dit ſur la manière d'agir des fondans, des anti-ſeptiques, des acides, de l'alkali volatil, &c.; en un mot, tout remède pris intérieurement, qu'un Chimiſte ne jugera propre à une telle maladie que par l'analyſe qu'il en aura faite, aura rarement le ſuccès qu'il s'en promet, parce qu'ignorant les formes nouvelles que les principes conſtitutifs des ſubſtances prennent en paſſant par la digeſtion, ce ſeroit un pur haſard que ſon attente ne fût pas trompée.

Ce n'eſt donc qu'en obſervant la nature au lit des malades, & non dans un laboratoire, ni dans le cabinet, qu'on peut acquérir les lumières qui guident avec ſûreté le Praticien dans le traitement des maladies. Auſſi, n'eſt-ce que d'après l'obſervation que j'ai adopté la méthode des frictions dans les maladies vénériennes, telle que je vais l'exposer sommairement : méthode modelée sur la marche que la nature tient dans la plupart des maladies aiguës & chroniques ; méthode dans laquelle la chance n'est point aussi incertaine que dans une loterie, comme M. Mittié le prétend, & dont la douceur & le succès ont été observés par plusieurs de ses Confrères, sous les yeux desquels elle a été pratiquée.

C'est après m'être pénétré des écrits d'Hippocrate, de Sydenham, & de ceux qui ont pris, comme eux, la nature pour guide, que j'ai compris, par comparaison, la manière dont le mercure opéroit la guérison de la vérole. J'ai observé, dans mes *Essais sur différens points de Physiologie, de Pathologie & de Thérapeutique*, que ce minéral ne tenoit point cette propriété de la mobilité ni de la pesanteur de ses globules. « Ce remède, » ai-je dit, n'agit point en atténuant les fluides, » ni en détruisant les obstructions ; car, s'il opé» roit de cette manière mécanique, il seroit » également spécifique contre la plupart des autres » maladies chroniques, où il y a des fluides épaissis » & des vaisseaux obstrués. » J'ai donc conçu que l'action du mercure, dans les maladies vénériennes, devoit imiter la marche que la nature tient dans les maladies en général, où il y a un principe morbifique à expulser ; c'est-à-dire, qu'il devoit déterminer une crise artificielle, par laquelle le virus soit entraîné au-dehors.

Je ne suis pas le premier qui ait eu l'idée d'une crise artificielle, opérée par un remède ; le célèbre Ambroise Paré a dit, en parlant des effets du mercure dans la vérole : « Par art & médicamens

» ſe procure une criſe par le moyen de laquelle, » nature aidée & dominatrice, expelle & chaſſe » le venin par les évacuations ſuſdites ; de ſorte » qu'étant la criſe parfaite, il s'enſuit vraie & » entière guériſon. » Mais ſi cette autorité ne ſatisfait point M. Mittié, en voici une autre pour laquelle il doit avoir plus de déférence ; c'eſt Barker, qui, dans ſon Eſſai ſur la conformité de la Médecine ancienne & moderne, obſerve que dans le climat où Hippocrate exerçoit la Médecine, il n'étoit pas extraordinaire de voir une fièvre tierce finir par une criſe régulière en quatorze jours, c'eſt-à-dire, après le ſeptième accès ; mais que nos fièvres intermittentes ſont plus irrégulières & de plus longue durée, ce qui nous met dans la néceſſité de procurer une *criſe artificielle* par le *quinquina*, comme l'a obſervé le Chevalier *Floyer*, ſavant & judicieux Médecin, & admirateur zélé des anciens. « Quelque nou- » velle, ajoute Barker, que paroiſſe à bien des » gens cette opinion, de faire une criſe artificielle » par le quinquina, je crois cependant qu'on » peut s'y tenir comme à une conjecture pro- » bable, juſqu'à ce qu'on puiſſe donner des rai- » ſons plus ſatisfaiſantes de l'opération de ce » ſpécifique : car le quinquina n'agit pas, comme » on le ſuppoſe ordinairement, en changeant la » qualité de la matière morbifique, ou en la corri- » geant, mais en la faiſant ſortir du corps, &c. »

J'ai donc pu appliquer cette doctrine à la manière d'agir du mercure dans les maladies vénériennes. Mais pourquoi l'eſpèce de criſe qu'il procure eſt-elle particulièrement affectée à la vérole ? Pourquoi ne détruit-elle pas également tant d'autres levains morbifiques, qui sont le principe d'un grand nombre de maladies chroniques ? C'est un mystère qu'on ne dévoilera jamais par le moyen de la Chimie : ignorant la nature du virus vénérien, & les modifications que les globules mercuriels peuvent recevoir dans le corps, on ne sçauroit approfondir leurs rapports mutuels.

Je ne soupçonne point M. Mittié d'avoir manqué de bonne-foi dans la description qu'il fait des dangers qu'il prétend résulter constamment du mercure donné en friction : vraisemblablement il ne l'a vu administrer de cette manière, que par des gens dont l'impéritie a pu donner lieu à des accidens graves ; ou peut-être s'est-il contenté de copier ce qu'en ont dit des Auteurs qui avoient intérêt de décrier la méthode des frictions, pour faire valoir, à leur profit, des remèdes dont ils cachoient la composition. Mais quoi qu'il en soit, la méthode que je vais décrire n'expose jamais les malades au moindre des accidens, dont M. Mittié fait une si longue énumération.

Après les préparations nécessaires, les trois ou quatre premières frictions se donnent à la distance l'une de l'autre, de deux ou trois jours l'un, & à la dose d'un gros, d'un gros & demi, ou de deux gros d'onguent chacune, suivant les différens tempéramens, & les circonstances de la maladie. Mon intention, dans le commencement du traitement, est de ménager le mercure de manière que, si les malades sont susceptibles de saliver, ce minéral ne porte que foiblement à la bouche, de sorte que, lorsque la salivation se déclare, elle eſt toujours légère & peu incommode; mais, avec les précautions que je viens d'indiquer, les évacuations ſont déterminées le plus ſouvent par les ſelles, ou par les urines, ou par la tranſpiration.

M. Mittié regarde ces évacuations comme le ſimple produit d'un remède évacuant; & il dit que la ſalivation excitée par le mercure, ne doit pas plus être conſidérée comme une criſe, que les ſelles qui ſont déterminées par l'action d'un purgatif. Cette idée me confirme bien que M. Mittié n'a jamais été à portée d'obſerver la marche du traitement par les frictions bien adminiſtrées; car, s'il en avoit eu l'occaſion, il auroit vu que les trois ou quatre premières frictions établiſſent des évacuations, non pas à la manière des purgatifs, ou d'autres remèdes évacuans, dont les effets ſont, pour ainſi dire, momentanés, mais en excitant dans la machine un ébranlement, une impulſion, un mouvement qui précède de pluſieurs jours les évacuations, leſquelles durent un temps aſſez long, ſans qu'il ſoit néceſſaire de les entretenir ou de les renouveler par de nouvelles frictions. Suppoſons, par exemple, que les trois ou quatre premières frictions aient établi la ſalivation; cette évacuation, ſans être entretenue par de nouvelles frictions, parcourt des périodes réguliers dans l'eſpace de quinze ou ſeize jours qu'elle dure; elle a ſon commencement, ſon augmentation, ſon état, ſon déclin, & ſa fin; marche qui caractériſe une évacuation critique, telle qu'on l'obſerve dans beaucoup de maladies qui ſe guériſſent par l'expulſion du levain morbifique.

Tel eſt l'artifice par lequel l'art imite la nature, en déterminant, par le moyen du mercure, une eſpèce de criſe qui opère la guériſon de la vérole. Mais il y a encore bien d'autres circonſtances qui aſſurent à la manière d'agir de ce minéral, le véritable caractère de criſe.

1°. Les premières frictions excitent d'abord, comme je viens de le dire, un mouvement dans l'économie animale, qui dure pluſieurs jours, & ſe fait remarquer par le pouls plus élevé & plus plein, mais ſans fièvre, par une légère peſanteur de tête, par la ſuſpenſion ou la diminution des évacuations ordinaires, & quelquefois par un degré d'intenſité de plus dans les ſymptômes de la maladie. Or, cet état n'eſt-il pas le prélude ordinaire d'une véritable criſe, dans laquelle la coction prépare les humeurs qui doivent être évacuées ?

2°. « Ma méthode, diſoit M. Petit mon maître, » eſt de bien préparer les malades, de leur admi» niſtrer les frictions, & d'obſerver ce qu'elles » produiſent ; de ne point forcer le mercure à » exciter la ſalivation, & ſur-tout de ne point » la détourner, ſuppoſé qu'il la détermine. En » faiſant autrement, ce ſeroit agir contre la » nature, parce que les évacuations qu'elle dé» termine ſont toujours plus ſalutaires que celles » auxquelles nous voulons la contraindre. » N'eſt-ce pas là le *quò natura vergit*, qui fixoit ſi fort l'attention d'Hippocrate dans toutes les maladies qui devoient ſe terminer par une criſe ?

3°. Le dixième ou le onzième jour après que la ſalivation, ou quelqu'autre évacuation eſt établie, il ſe déclare conſtamment un nouveau mouvement dans les entrailles, qui détermine, par les ſelles, l'évacuation d'une matière bien cuite, qui coule d'elle-même avec aſſez d'abondance : or, ce mouvement ne peut-il pas être regardé comme une criſe ſubſidiaire ? Ce qu'il y a de certain, c'eſt qu'elle ne manque jamais d'arriver au temps marqué, & que ſouvent elle ſuffit ſeule pour guérir la maladie, ſans qu'elle ait été précédée par d'autres évacuations ſenſibles.

4°. Ce n'eſt ni une quantité déterminée de mercure, ni la quantité des évacuations qui en ſont le produit, qui aſſurent la guériſon de la vérole : ces circonſtances dépendent de la conſtitution des malades. Il ſuffit que le remède ait été proportionné avec intelligence (*a*) à leur tempérament, qu'on n'ait rien oublié de ce qui peut favoriſer ſes effets, & qu'on ait écarté tout ce qui étoit capable de le contrarier.

5°. Suivant ces vues, on ne peut douter que les préparations préliminaires ne ſoient d'une néceſſité preſque abſolue dans ce traitement. La ſaignée, les bains, le régime, le repos, les bouillons rafraîchiſſans & un purgatif, mettent non-ſeulement le corps dans la diſpoſition la plus favorable, par rapport aux ſolides & aux fluides, pour obtenir la criſe néceſſaire à la guériſon, mais encore ils calment l'irritation que le virus peut cauſer ; de ſorte que les ſymptômes

(*a*) J'ai déterminé ces proportions avec autant de juſteſſe qu'il m'a été poſſible dans mon Traité & dans mes nouvelles Obſervations ; mais il y a toujours un certain degré d'intelligence & un tact que la pratique donne, & qu'on ne ſauroit décrire.

de la maladie, qui dépendent de cette irritation ; disparoissent quelquefois entièrement, ou du moins sont réduits à peu de chose, avant l'application du mercure.

6°. On doit juger aussi que la diète & l'assujettissement sévère à garder la chambre pendant les frictions, doivent nécessairement influer sur un traitement, dont le succès dépend d'une suite d'évacuations que le grand air pourroit supprimer, & qu'une nourriture trop abondante pourroit contredire.

7°. Que la salivation ait été abondante ou légère, que les évacuations aient eu lieu par une autre voie, le traitement doit toujours être circonscrit dans l'espace de vingt-cinq jours, en comptant du jour de la première friction. Au commencement & vers le milieu, les malades éprouvent par fois quelques légers sentimens de foiblesse qui dépendent moins de l'inanition, que de la prostration des forces, causée par le mouvement critique qui se passe en eux : mais ensuite, à mesure que les humeurs viciées sont évacuées par la crise subsidiaire dont j'ai parlé, les forces augmentent d'elles-mêmes avant que les malades prennent une plus forte nourriture. Enfin, trois ou quatre minoratifs très-doux, & autant de frictions, données, dans ce temps-là, alternativement de deux jours l'un, conduisent au vingt-cinquième jour du traitement ; & alors tout invite à le terminer ; la cessation de la salivation, si elle a eu lieu ; la guérison parfaite de la bouche ; la salive qui a repris sa qualité naturelle ; un certain état de maigreur où les évacuations ont réduit le malade ; son bien-être intérieur, & sur-tout l'appétit qui le presse.

8°. Lorſque les ſymptômes de la vérole ſont la ſuite des chancres, il eſt étonnant avec quelle rapidité ils ſe diſſipent dans ce traitement. On a pu voir dans mes *nouvelles Obſervations* (*a*), l'hiſtoire d'un homme qui avoit eu des chancres, & auquel, après pluſieurs traitemens infructueux, il ſurvint une douleur très-vive qui gênoit extrêmement la reſpiration, & qui répondoit du devant de la poitrine au-deſſous de la clavicule, à ſa partie poſtérieure ſous l'omoplate. Comme le mal étoit preſſant, & que le malade avoit fait pluſieurs ſortes de remèdes qui pouvoient lui ſervir de préparations, je propoſai tout de ſuite les frictions; &, vu le principe de la maladie, j'oſai annoncer que la douleur ſeroit diſſipée après la troiſième: c'eſt ce qui arriva ſans que le malade ait ſalivé: MM. Moriſot Deſlande & d'Arcet, Membres de la Faculté, voyoient le malade dans ce temps-là.

9°. Mais il n'en eſt pas de même lorſque la vérole eſt la ſuite d'une gonorrhée qui a mal tourné: dans ce cas, les ſymptômes de la maladie ne cèdent pas ſi facilement au mercure que dans le précédent. J'en ai cité un exemple dans mes *Obſervations* (*b*), où M. Mittié eſt pour quelque choſe. Un homme avoit une vérole bien caractériſée, laquelle avoit ſuccédé à une gonorrhée mal traitée; entre autres ſymptômes, il avoit ſur le gland, & dans l'intérieur du prépuce, des poireaux fort larges, plats & ſuppurans: leur baſe ne permettoit point de les extirper. Tous les au-

(*a*) Vingt-huitième obſervation.
(*b*) Trente-troiſième obſervation.

tres ſymptômes diſparurent dans le traitement ; eux ſeuls réſiſtèrent. Après avoir tenté inutilement de les détruire avec l'eſprit de ſel & autres ſemblables remèdes, je priai M. Mittié de me donner de ſon ſirop, dont j'avois vu de très-bons effets dans deux circonſtances que j'ai rapportées dans le même Ouvrage, & dont je parlerai ci-après. Je le fis prendre au malade, en ſuivant exactement l'écrit que M. Mittié m'avoit donné pour me diriger dans l'uſage de ce remède ; mais il n'eut aucun ſuccès : les poireaux n'éprouvèrent pas le moindre changement. Pourroit-on me dire d'où vient cette réſiſtance des ſymptômes qui ſuccèdent aux gonorrhées, tandis que ceux qui ſont la ſuite des chancres ſe diſſipent toujours avec la plus grande facilité ? J'ai haſardé dans mes ouvrages quelques conjectures là-deſſus, auxquelles je ne tiens pas beaucoup ; mais, quoi qu'il en ſoit, les malades qui ſont dans le cas dont je parle, ne ſont pas moins guéris de la vérole, quoique leur guériſon paroiſſe d'abord équivoque ; car l'expérience m'a toujours appris que, lorſque le traitement a été bien ſuivi, & que rien ne l'a traverſé, ces ſymptômes opiniâtres ſe diſſipent plus ou moins de temps après la convaleſcence, ſoit d'eux-mêmes, ſoit par quelques remèdes appropriés au vice local.

10°. Lorſqu'on a donné inconſidérément une doſe trop forte de mercure dans les premières frictions, & qu'il excite par cette raiſon, ou par l'extrême ſenſibilité du malade, un trouble trop violent dans l'économie animale, le traitement eſt le plus ſouvent infructueux, parce que, dans ce cas, l'agitation tumultueuſe des ſolides & des fluides s'oppoſe à la dépuration des humeurs, qui doit ſe faire ici par un mouvement doux & égal : c'eſt ainſi que, dans beaucoup de maladies, une fièvre trop forte, ou quelqu'autre mouvement extraordinaire, dérange la criſe que la nature tend à déterminer.

11°. Il y a d'autres circonſtances qui peuvent auſſi rendre le traitement infructueux, & qui prouvent bien également que la vérole ſe guérit par une véritable criſe; c'eſt lorſqu'on n'attend pas, pour paſſer le malade par les remèdes, que la maladie ait acquis un certain degré de maturité : je m'explique. Suppoſons un homme qui ait des chancres accompagnés de calloſité, comme ils le ſont le plus ſouvent; ſi on paſſe tout de ſuite le malade par les remèdes, on guérira bien les chancres, mais on ne le garantira pas de la vérole, parce que le virus n'avoit point encore pénétré intérieurement lorſque le mercure a excité le mouvement de la criſe; de ſorte que le venin étant encore, pendant ce temps-là, confiné dans un point de la verge, n'a pu être détruit, parce qu'il étoit hors de la ſphère de l'action du remède. J'ajoute en général que, plus les ſymptômes de la maladie ſont développés, plus le remède a de ſuccès : tel eſt l'état de maturité qu'il faut attendre, autant qu'il eſt poſſible.

12°. Enfin, il faut bien avouer que le mercure donné en friction, échoue quelquefois dans certaines circonſtances : j'avouerai encore, comme je l'ai déja fait dans mes *Obſervations* (*a*), que le ſirop de M. Mittié a guéri deux malades

(*a*) Obſerv. 35 & 36.

que j'avois traités sans succès, quoique j'y eusse apporté toute l'attention dont je suis capable (a). Telle est la nature; tous les tempéramens ne sont pas semblables; les symptômes de la maladie ont quelquefois un caractère extraordinaire. Un même remède, administré dans un même genre de maladie, ne sauroit avoir une efficacité absolue dans tous les cas. Aussi n'est-ce point la première fois qu'on a éprouvé que les végétaux, & les préparations mercurielles salines ont guéri, comme par miracle, des véroles qui avoient résisté aux traitemens les plus réguliers par les frictions. Mais peut-on conclure de-là, que les mêmes remèdes doivent être préférés dans toutes les maladies vénériennes en général? Pour résoudre cette question, il suffit de jeter un coup d'œil sur l'histoire de tous les remèdes des empiriques qu'on a préconisés depuis vingt ans, tels que le sirop de Velnos, la tisane de Felz, les remèdes de Nicole, d'Agironi, les dragées de Keyser, & tant d'autres qu'on couvre du voile du mystère: il n'est aucun de ces remèdes qui n'ait opéré des prodiges dans quelques cas particuliers, tels que ceux dont je viens de parler; mais, quand on a voulu les appliquer dans les cas ordinaires, on a reconnu leur insuffisance, & souvent le danger qu'il y avoit d'en faire usage.

Je crois qu'en voilà assez sur l'Etiologie nouvelle de la salivation. J'ai tâché de ramener

(a) Ne peut-on pas déduire de l'efficacité de ce sirop, celle d'une forte décoction de salsepareille, dont M. Mittié faisoit prendre une pinte par jour aux deux malades dont il s'agit ici?

M.

M. Mittié à la véritable idée qu'on doit avoir d'une crise artificielle déterminée par un médicament. On lui a démontré ensuite que son hypothèse sur la manière dont le mercure fait saliver est purement idéale, & qu'il est tombé dans l'erreur à cet égard, pour avoir jugé des procédés chimiques que la nature opère dans le corps, par ceux qu'on exécute dans un laboratoire. Enfin, je lui ai prouvé que le traitement par les frictions n'est point hasardé, bizarre, inconséquent; mais une méthode raisonnée, & fondée sur les principes les plus certains de la Médecine. Venons à ses Observations sommaires.

Dans l'intervalle des deux ans que M. Mittié a laissé écouler entre la publication de son Etiologie de la salivation, & celle de ses Observations sommaires, le Public a dû croire qu'il n'avoit décrié la méthode des frictions, que pour préconiser les préparations mercurielles salines qu'on prend intérieurement. Dans le premier de ces ouvrages, il n'est point question du règne végétal; il y adopte sans réserve les préparations dont je viens de parler, comme je l'ai déja remarqué dans l'Introduction à ces Réflexions; mais il tient un langage bien différent dans ses Observations sommaires, où il veut, à quelque prix que ce soit, qu'on rapporte aux végétaux tous les succès que l'art peut obtenir dans les maladies vénériennes. Il dit d'abord que la méthode des préparations salines, quoique plus éclairée & plus efficace que la méthode par les frictions, emploie un moyen dangereux, souvent incompatible avec la constitution des sujets, insuffisant pour quelques-uns, & contraire à d'autres; & que, quelle que soit la main qui l'administre, il laissera toujours à desirer moins de danger dans son usage, & plus d'efficacité dans son effet. Plus loin, M. Mittié prétend que le mercure qu'on a tourné en cent manières différentes, sera, sous toutes les formes, toujours insuffisant ou dangereux, par un vice inhérent à sa nature & à celle de ses préparations; *vice, qu'il est physiquement impossible de corriger.* Cependant, dans un autre endroit, il dit qu'il a employé, avec le plus grand succès, de nouvelles préparations mercurielles de sa composition. Enfin, en dernière analyse, M. Mittié affirme que tous les arbres, les arbrisseaux, toutes les plantes, excepté deux ou trois espèces, quelles que soient les vertus qu'on leur attribue, & les effets qui en résultent communément, pourvu qu'elles n'aient qu'un foible degré d'activité, sont supérieures, & préférables à tout autre remède mercuriel ou minéral, & qu'elles sont dans toute l'étendue du terme, par la manière de les administrer, un spécifique simple, doux, prompt & infaillible pour la guérison des maladies vénériennes, nouvelles ou anciennes, simples ou compliquées, quels que soient leurs symptômes, à quelque degré qu'ils soient portés, à tout âge, pour tout sexe, & dans tous les temps.

Ce seroit en vain qu'on s'éleveroit contre de pareilles assertions vis-à-vis du Public, qui pense toujours qu'il est possible de trouver la Médecine universelle dans quelque remède; mais on peut reprocher à M. Mittié de ne point publier la manière précise d'administrer ces plantes, puisque c'est de leur choix & de leur préparation que dépend leur efficacité. Il paroît que cette restriction tient à la politique qu'il emploie dans la publication de ses découvertes ; malgré qu'elles soient sûres, il dit qu'il est de la prudence de ne les faire que pressentir au Public, pour l'y habituer insensiblement, & de ne pas mettre trop de précipitation à les publier dans tous leurs détails, avant qu'elles soient accueillies par les gens de l'art. Sa raison est qu'il craint que les ignorans ne préviennent contre leur bonté, par le mauvais usage qu'ils en feroient ; & que le défaut de succès entre leurs mains, joint au préjugé, ne les fasse rejeter. Il juge cette précaution d'autant plus nécessaire, que les découvertes, comme les siennes, sont, malgré leur utilité, d'une nature à éprouver de la contradiction de la part de la multitude.

C'est par un effet de la même politique que M. Mittié diffère la publication de sa grande théorie sur les maladies vénériennes. Il lui en est cependant échappé un précis dans ses Observations sommaires ; voici ce qu'il dit de ce précis dans sa réponse à M. Bacher : » Quoi que vous en disiez, » Monsieur, mes observations, toutes sommaires » qu'elles sont, (qu'on pardonne à ma délica» tesse blessée ce trait d'amour-propre que je crois » fondé,) renferment plus de doctrine, de lu» mière, de faits & de vérités, depuis la page 37 » jusqu'à la 41e., que n'en contiennent tous les » ouvrages qui traitent cette matière, ceux même » que l'on a jugés dignes de l'immortalité. »

Il faut donc voir cette théorie sublime ; quelque long que soit ce passage, je ne puis me dispenser de le rapporter en entier ; M. Mittié y attache trop d'importance, pour qu'il me soit permis d'en retrancher la moindre chose ; car ceux qui n'ont pas lu ses Observations, pourroient croire que je soustrais les traits les plus essentiels de sa doctrine.

» Les symptômes de la vérole sont légers ou » graves, leurs progrès lents ou rapides, plus » ou moins faciles à guérir, en raison de la dis- » position actuelle du sujet ; mais ils sont accom- » pagnés de dureté, de douleur & d'inflammation. » Ils prennent un mauvais caractère, non de leur » propre nature, mais chez ceux qui ont le genre » nerveux irritable, qui sont sanguins ou bilieux, » & par complication avec différentes cacochi- » mies ; & ces symptômes ont l'une & l'autre de » ces qualités, quand le tempérament du sujet » tient de l'une ou de l'autre de ces constitutions : » le sexe & l'âge y apportent des nuances qui » exigent des connoissances médicinales pour les » traiter méthodiquement. Quand on rencontre » des symptômes rebelles ou incurables, ils ne » sont pas tels par le caractère propre de la vérole ; » ils le deviennent par complication avec d'autres » maladies, & plus souvent par l'effet & à la » suite des remèdes mercuriaux.

» L'état des solides & des fluides indique la » qualité ; la sensibilité du sujet marque le degré » d'activité du moyen que l'on doit employer : » le règne végétal offre un vaste champ pour le » choix.

» Quand il se présente différentes indications » à remplir, comment le faire efficacement avec » le mercure ? ce remède bannal, qu'on admi- » nistre indistinctement à tous les sujets, dans » tous les cas, & à tous les tempéramens, qui

» n'agit qu'en irritant, dont on ne peut adou-
» cir l'activité qu'en en donnant peu ; & ce peu
» même, étant relatif, est souvent assez pour
» nuire.

» Le virus vénérien n'altère point la masse des
» humeurs ; il circule confondu avec elles, sans
» en dénaturer la qualité ; il lui faut du repos
» pour se manifester ; il ne se fixe que dans les
» parties qui ne lui opposent aucune résistance,
» qui n'ont que peu ou point de ressort ou de
» mouvement, où il trouve une matière propre
» à son développement, sur laquelle il exerce
» ses ravages.

» La connoissance du virus vénérien n'est d'au-
» cune utilité pour la guérison des maladies qui
» en dépendent ; sa qualité acide ou alkaline est
» indifférente pour le choix des remèdes qu'il
» convient d'employer.

» Les remèdes qui guérissent la vérole, de
» quelque nature qu'ils soient, guérissent sans affi-
» nité, sans se combiner avec le virus, & sans agir
» directement sur lui.

» Le mercure en frictions, agit de même que
» toutes les préparations mercurielles salines,
» quelles qu'elles soient, bonnes ou mauvaises ;
» les compositions salines de plusieurs autres mé-
» taux agissent comme les mercurielles ; les al-
» kalis fixes ou volatils, les acides & les sels
» neutres en font de même ; & les végétaux
» agissent comme toutes ces substances miné-
» rales.

» Toutes ces substances, si différentes entre
» elles, n'ont qu'une seule & même manière de
» guérir qui leur est commune ; c'est par l'ac-

» tion ſtimulante dont jouiſſent les ſubſtances » qui ont de l'odeur & de la ſaveur. Tout l'art » gît donc dans le choix éclairé & la juſte ap- » plication de ces moyens, dans la manière de » ménager leur action, & dans la durée con- » venable de leur uſage.

» On ne ſera donc plus étonné de ces guériſons » opérées par l'une ou par l'autre de ces ſubſ- » tances, quelque mauvaiſes qu'elles ſoient, & » quelque peu propres qu'on les connoiſſe à cet » effet. On ſera encore moins étonné que ces » guériſons n'aient pas été conſtantes avec le » même remède, par la raiſon qu'ignorant le » pourquoi & le comment on manquoit d'une » méthode, qui, en dirigeant l'adminiſtration de » ces mêmes moyens, en aſſurât conſtamment le » ſuccès.

» Comme ces différens moyens ne ſont pas tous » également efficaces, il n'y a que les perſonnes » inſtruites de toutes les parties de la Médecine » qui puiſſent faire choix, parmi ceux qui n'ont » aucun inconvénient, de celui qui ſera le plus » propre à remplir les différentes indications que » le ſujet & la maladie préſenteront, & qui » mènera ſûrement & directement à une cure » radicale. Parmi tous ces moyens, il n'y a que » les végétaux qui puiſſent remplir complétement » les vues du Médecin & les vœux du malade. »

Voilà donc cette doctrine lumineuſe, dont l'éclat efface tout ce qu'on a écrit juſqu'ici ſur les maladies vénériennes! Ne reſſemble-t-elle pas plutôt un peu aux oracles des Sibylles? C'eſt pourtant d'après ce qu'on vient de lire que M. Mittié dit, dans ſa Réponſe à M. Bacher, que pour l'usage des Médecins, il a rassemblé dans ses Observations sommaires, tout ce qui est essentiel à la théorie & à la pratique des maladies vénériennes; qu'il a fait connoître, d'après le siège du mal, l'indication qu'il présente, les remèdes qui lui sont propres, la manière de les administrer, & l'effet qu'ils produisent.

Tout ce que j'ai vu de remarquable dans le passage que je viens de citer, c'est que M. Mittié prétend que les minéraux & les végétaux guérissent la vérole par l'action stimulante dont jouissent les substances qui ont de l'odeur & de la saveur. Voilà donc bien des remèdes anti-vénériens dans la nature! Mais ces substances, qui ont de l'odeur & de la saveur, ne doivent-elles pas procurer quelque évacuation? Non; M. Mittié dit que toute évacuation, portée au-delà de la naturelle, & continuée pendant quelque temps, est inutile, & même contraire à la guérison des maladies vénériennes; & il ajoute que l'expérience journalière prouve que, par toutes les méthodes possibles, le traitement le mieux conduit, la guérison la plus heureuse & la mieux assurée, se fait sans évacuation sensible (*a*).

(*a*) Ce que M. Mittié dit ici ne s'accorde point avec les effets de son sirop. Il est certain qu'il procuroit constamment trois ou quatre selles par jour aux deux malades qui ont été guéris sous mes yeux par son usage; il a produit le même effet à celui qui l'a pris chez moi; & j'ai appris par un de mes Confrères, très digne de foi, qu'une Dame, à qui M. Mittié l'administroit lui-même il n'y a pas long-temps, souffroit journellement des tranchées si vives, qu'elle fut obligée de l'abandonner. Mon Confrère m'a ajouté que M. Mittié défendoit les lavemens adoucissans à la malade dans ses plus fortes douleurs.

D'un autre côté, pourquoi M. Mittié n'a-t-il pas ajouté le règne animal aux deux autres? Est-ce qu'il ne contient point de substances stimulantes qui aient de l'odeur & de la saveur? Ou bien M. Mittié a-t-il découvert par la chimie, dans les substances animales, quelque qualité contraire à la guérison de la vérole? Si cela est, c'est dommage; car, comme, suivant ses principes, les malades ne doivent point être assujettis à la diète, & qu'il leur est libre de vaquer à leurs affaires & à leurs exercices ordinaires, on auroit pu, au lieu de sirop & d'autres drogues dégoûtantes, leur prescrire des repas anti-vénériens, qu'on auroit rendus plus ou moins stimulans, suivant le besoin, par le choix réfléchi & méthodique de l'assaisonnement des viandes. Du moins les entremets faits avec les végétaux, cadreroient fort bien avec la méthode de M. Mittié; le vin, les liqueurs & le café, pris dans une juste proportion, pourroient aussi concourir au même but; le Cuisinier François & la Cuisinière Bourgeoise pourroient fournir d'excellentes recettes : enfin, un Traiteur dirigé par un habile Médecin, auroit bientôt fait une fortune brillante.

Mais laissons-là ce ton frivole de plaisanterie, que M. Mittié me fera payer cher dans sa réponse. Je viens de découvrir sa Lettre à M. Paulet, qui me fournit des réflexions bien plus sérieuses. M. Paulet, Docteur de la Faculté de Médecine de Paris, en faisant l'extrait des Observations sommaires de M. Mittié, dans la Gazette de Santé, a formé quelques doutes sur l'efficacité des moyens qu'il propose contre les maladies vénériennes.

« Je n'invoque pas l'expérience à venir, dit

» celui-ci en lui répondant, j'atteste celle du » passé; j'invite à m'imiter, seul moyen de me » bien juger. Des faits variés, répétés, multipliés » à l'infini, ne me laissent pas le doute le plus » léger sur la certitude du succès. Tout Médecin » Praticien l'obtiendra, quand, préjugé à part, » il prendra pour exemple le traitement indiqué » & pratiqué dans la plupart des maladies chro- » niques, dépendantes de l'épaississement des » fluides, ou du relâchement des solides, ou de » l'engorgement des glandes lymphatiques, & » qu'il n'y emploiera, sous la forme la plus con- » venable, que les remèdes dont on se sert en » pareil cas, tirés des végétaux d'une médiocre » activité, pourvu qu'ils agissent comme stimu- » lans. Alors on verra que cette méthode est rai- » sonnée, conséquente, & fondée sur une théorie » simple, une pratique facile & sûre; que le trai- » tement qui convient dans tous les cas vénériens » par la vertu opposée des plantes qui y sont » propres, qui peut être varié & modifié selon » tous les tempéramens & toutes les complica- » tions, ne renferme ni mystère, ni recette par- » ticulière (a); qu'il peut se faire sans employer » des plantes étrangères, & sans produire l'effet » des sudorifiques ni des purgatifs, pas même de » crise. »

Quel langage problématique ! Mais prenons cela pour un trait de lumière de plus que M. Mitié

(a) Quel est donc ce sirop que M. Mittié administre lui-même aux malades, ou qu'on va chercher chez lui quand on en a besoin ?

ajoute à sa manière de décrire le traitement qui convient aux maladies vénériennes. Il dit que ce traitement est le même que celui qui convient aux maladies chroniques avec épaississement des fluides, relâchement des solides, & engorgement des glandes. Je ne lui conseillerois point d'avancer une pareille proposition dans une des assemblées de la Faculté; l'expérience la dément si fréquemment, qu'il n'est aucun Praticien qui ne soit en état, par les faits, de lui prouver le contraire: aussi seroit-il superflu que je m'arrêtasse plus long-temps à le réfuter sur ce point. Je dirai cependant qu'une circonstance bien favorable à ceux qui promettent de guérir la vérole sans gêner les malades dans leur liberté ni dans leur régime, c'est que les symptômes de cette maladie se dissipent quelquefois fort aisément par les remèdes les plus communs, pris sans précaution, & que le virus peut rester ensuite fort long-temps dans le corps, sans se manifester par aucune altération de la santé. Ce sont ces guérisons apparentes, qui en imposent tant aux malades & au public; mais, plus ou moins long-temps après, il survient de nouveaux symptômes, par lesquels le virus se décèle.

Tels seront constamment les succès perfides des remèdes dont l'usage n'exige, dit-on, aucune précaution, & qui ne déterminent point des évacuations propres à entraîner le virus au-dehors; car il faudra toujours revenir aux vrais principes de la Médecine, qui sont, qu'une maladie telle que la vérole, dont la cause est un virus, un délétère qui altère intérieurement, de différentes manières, les ſolides & les fluides, ne peut être guérie radicalement que par l'expulſion entière de ce principe hétérogène, comme il en eſt de toute autre maladie qui eſt cauſée & entretenue par un levain morbifique ; & il faudra reconnoître auſſi dans le mercure ſon caractère ſpécifique, dans toute la force du terme, puiſqu'il guérit communément la vérole après que tout autre remède y a échoué, & qu'il n'a pas la même vertu décidée dans toute autre maladie qui ne dépend pas du virus vénérien. Je n'invoquerai point ici le témoignage de M. Mittié ; mais j'en atteſte tous les Membres de la Faculté : en eſt-il un ſeul qui n'ait été frappé de l'efficacité ſpécifique du mercure dans les maladies vénériennes ? Et combien de perſonnes, ſi l'honnêteté publique leur permettoit de ſe découvrir, démentiroient tant d'aſſertions que M. Mittié affecte de prodiguer contre ce minéral !

Enfin, jetons un coup-d'œil ſur ſa Réponſe à M. Bacher. Je ſoupçonne d'avoir été un peu la cauſe innocente de ce que celui-ci a été ſi fort maltraité : voici comment. Le haſard a voulu qu'il ait eu, dans le même Journal, à faire l'extrait des Obſervations ſommaires de M. Mittié, & de mes nouvelles Obſervations ſur les maladies vénériennes. Il a commencé par les Obſervations ſommaires, & à la fin de l'extrait il a ajouté : » Forcé » de nous expliquer ſur des livres, des brochures » & des affiches, qui ne ſemblent être faits que » par des motifs répréhenſibles, nous éprouvons » un vrai plaiſir quand nous pouvons annoncer » un ouvrage qui faſſe eſtimer ſon Auteur, qui

» contribue au ſoulagement des malades, & à
» l'honneur de l'Art : telles ſont les

» Nouvelles Obſervations ſur
» les Maladies Vénériennes, par M. Fabre, &c. »

Cette tranſition, qui m'eſt honnorable, & dont je n'ai pas eu occaſion de remercier M. Bacher, n'ayant pas l'honneur de le connoître perſonnellement ; cette tranſition, dis-je, & l'eſpèce de parallèle qu'elle renferme, ont bien pu irriter M. Mittié, être la ſeule cauſe de la chaleur cauſtique qu'il a miſe dans cette réponſe, & renforcer ſon aigreur contre ceux qui ſuivent la méthode des frictions ; ce ſont, ſelon lui, des ignorans ou des gens de mauvaiſe foi. Je ne me charge point cependant de prendre la défenſe de M. Bacher ; il eſt bien capable de lui répliquer lui-même, s'il daigne le faire ; je dirai ſeulement qu'il ne pouvoit pas faire l'éloge d'un ouvrage où l'Auteur veut renverſer toutes les opinions reçues, ſans y ſubſtituer une doctrine bien claire, & une pratique appuyée ſur des faits bien avérés (*a*). Du reſte, cette Réponſe

(*a*) » Que l'on exige des garans de ce que j'avance, » dit M. Mittié dans ſa Réponſe à M. Bacher, cela eſt raiſonnable ; mon intention a toujours été d'en donner. » Avant de publier le précis de ma doctrine, je l'avois » fait précéder, pour l'appuyer, d'un grand nombre d'obſervations & de cures remarquables, que j'ai cru au deſſous de moi de rapporter, mais que j'avois communiquées à des perſonnes de l'art, ou dont elles avoient été » témoins. Comme la plupart ont altéré, tronqué ou nié » les faits, ou les ont attribués à d'autres remèdes qu'à ne donne pas plus de lumières ſur la pratique de M. Mittié dans les maladies vénériennes ; il a ſeulement renchéri ſur ſes déclamations ordinaires contre le mercure.

Je me ſuis abſtenu, dans ces Réflexions, de relever une infinité de propoſitions contradictoires, d'aſſertions haſardées, de paradoxes ſinguliers qui ſe préſentent à tout moment dans les écrits de M. Mittié ; mais je ne paſſerai point ſous ſilence le *Poſtſcriptum* qu'il a ajouté à ſa Réponſe à M. Bacher.

Il dit que *ce qu'il a publié ſur le traitement des maladies vénériennes intéreſſe trop le Gouvernement, pour que les Miniſtres, qui enviſageront le bien qui en réſultera pour les particuliers & pour l'Etat, n'y faſſent pas attention.*

Si M. Mittié étoit en état de tenir les promeſſes qu'il fait dans ſes écrits, il n'eſt perſonne qui ne voulût contribuer à lui élever une ſtatue ; mais je ne vois pas pourquoi il invoque ici l'attention des Miniſtres : perſonne ne doute qu'ils ne deſirent le bien de l'Etat & des particuliers ; mais la ſatisfaction intime de ſeconder leurs vues, en faiſant des découvertes utiles à l'humanité, ne doit-elle pas ſuffire à un Médecin ?

Que *tout malade militaire, marin & autre, de quelque condition qu'il ſoit, ſera traité à la garniſon ou en campagne, ſuivant ſes principes, par les différens moyens qu'il a indiqués, d'après l'ex-*

» ceux qu'ils ont vu adminiſtrer, je ne ſais pourquoi ils ont » tergiverſé, quand il a été queſtion de donner leur avis, » & de s'expliquer. » Cela a bien l'air de quelque certificat non mérité.

périence qu'il en a faite, sans frais, sans gêne, sans inconvénient, & sans discontinuer, chacun dans son état, d'en remplir les fonctions pendant son traitement, en toute saison, tant sur mer que sur terre.

Ce projet a bien des appas; mais, suivant les principes de M. Mittié, je le crois très-difficile à exécuter. Il est vrai que les végétaux qu'il propose pour ce traitement, se trouvent par-tout; mais il dit que *le succès dépend du choix de ces moyens, de leur juste application, de la manière de ménager leur action, & de la durée convenable de leur usage, relativement aux symptômes de la maladie & à la constitution du sujet.* Or il me semble qu'une pareille méthode, qui doit être aussi variée que délicate, ne va pas à des soldats qui vont en détachement, qui montent la tranchée, qui souffrent la faim, la soif, les intempéries de l'air, &c. Ce projet seroit d'une exécution bien plus facile, si M. Mittié traitoit tous ses malades avec un sirop, une poudre, une liqueur; mais il rejette toute recette particulière & bannale.

Que *sous un Roi qui se plaît à donner à ses Sujets, dont il se regarde comme le père, des preuves d'humanité & de bienfaisance, l'on doit espérer que les personnes faites pour seconder ses vues, remplir ses intentions, exécuter ses volontés, animées des mêmes sentimens, chercheront à se convaincre de la vérité de ses découvertes, & le mettront à même, pour en étendre à tous ses sujets les effets salutaires, de joindre publiquement l'exemple aux préceptes, comme il l'a déja proposé plusieurs fois à différens Ministres.*

Je ne conçois point quel eſt l'objet des propoſitions que M. Mittié a faites pluſieurs fois à différens Miniſtres ; il ſembleroit, au premier coup d'œil, qu'il s'agit d'un privilège ſollicité pour traiter excluſivement les maladies vénériennes ; mais l'état de M. Mittié ne permet point qu'on s'arrête à cette idée. D'un autre côté, eſt-ce qu'il a beſoin des Miniſtres pour faire connoître la vérité & l'utilité de ſes découvertes, pour en étendre les effets ſalutaires à tous les ſujets du Roi, & pour joindre publiquement l'exemple aux préceptes ? En un mot, a-t-il beſoin de l'appui du Gouvernement pour ſoulager l'humanité ? Puiſqu'il aſſure que, dans ſes Obſervations ſommaires, il a aſſez inſtruit les Médecins ſur la véritable manière de traiter les maladies vénériennes, & qu'il proteſte de n'avoir réſervé ſous le ſecret aucun remède particulier, il n'a qu'à envoyer dans toutes les provinces, dans tous les hôpitaux ces mêmes Obſervations, qui rempliront l'objet louable de ſes vues.

Qu'*il admet à peine qu'il y ait un malade manqué ſur mille, avec la certitude phyſique, par la nature des moyens qu'on emploiera, par la manière dont ils ſeront adminiſtrés, qu'il n'arrivera pas le moindre accident à aucun.*

Pour ce trait-là, il eſt un peu fort ; je me contenterai de dire que ce langage ne convient point à un Médecin inſtruit, qui doit connoître les variations, les bizarreries mêmes de la nature, dans la même maladie, dans les tempéramens des malades, & dans les effets des remèdes, à moins que M. Mittié n'entende que, s'il ne guérit pas un malade dans une année de temps, il le guérira dans deux; & encore pourroit-il se trouver bien loin de son compte.

Enfin, ajoute-t-il, *quand ma proposition sera acceptée, vous serez le premier, M. Bacher, que j'inviterai à être témoin du succès; vous me verrez faire, suivant les principes que j'ai établis, l'application des différens moyens que j'ai indiqués dans mes Observations sommaires.*

Pour examiner la chose sous un autre rapport, considérons un moment M. Mittié dans la position où il s'est réellement placé. Il assure avoir découvert une méthode sûre & facile pour guérir les maladies vénériennes, tandis que toutes les autres qu'on a mises en usage jusqu'ici sont, suivant lui, infidelles & dangereuses : or, ne peut-on pas lui demander pourquoi, dans la confiance où il est que ses principes sont sûrs, il attend tranquillement que les propositions qu'il a faites au Gouvernement soient acceptées, pour opérer tant de bien qu'il promet ? Comment ! tant de malheureux qui souffrent, & qu'il se sent intimement être seul capable de guérir, ne le touchent pas assez pour le faire voler à leur secours, dût-il sacrifier tout intéret personnel ? Et quels sont les Médecins & les Chirurgiens, qui, rebutés de l'ignorance que M. Mittié leur suppose dans les maux vénériens, ne seconderoient pas un si beau zèle ? Mais, parlons vrai, je prédis, moi, que si ses propositions sont acceptées par les Ministres, sa méthode, ou son remède, aura le même sort de tous ceux qui ont trompé, jusqu'à présent, les espérances du Gouvernement, & qu'il faudra toujours revenir au mercure administré en friction.

FIN.

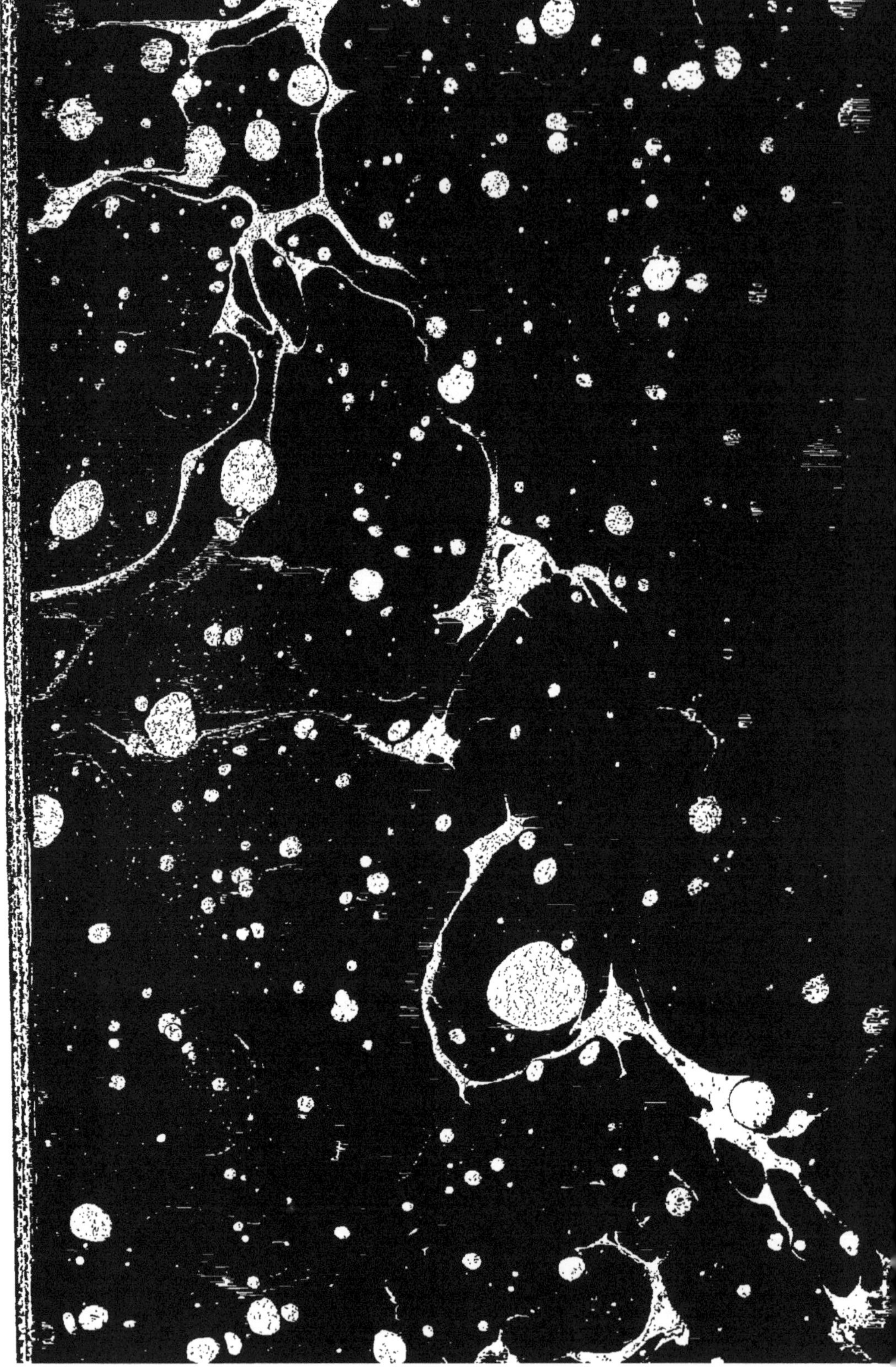

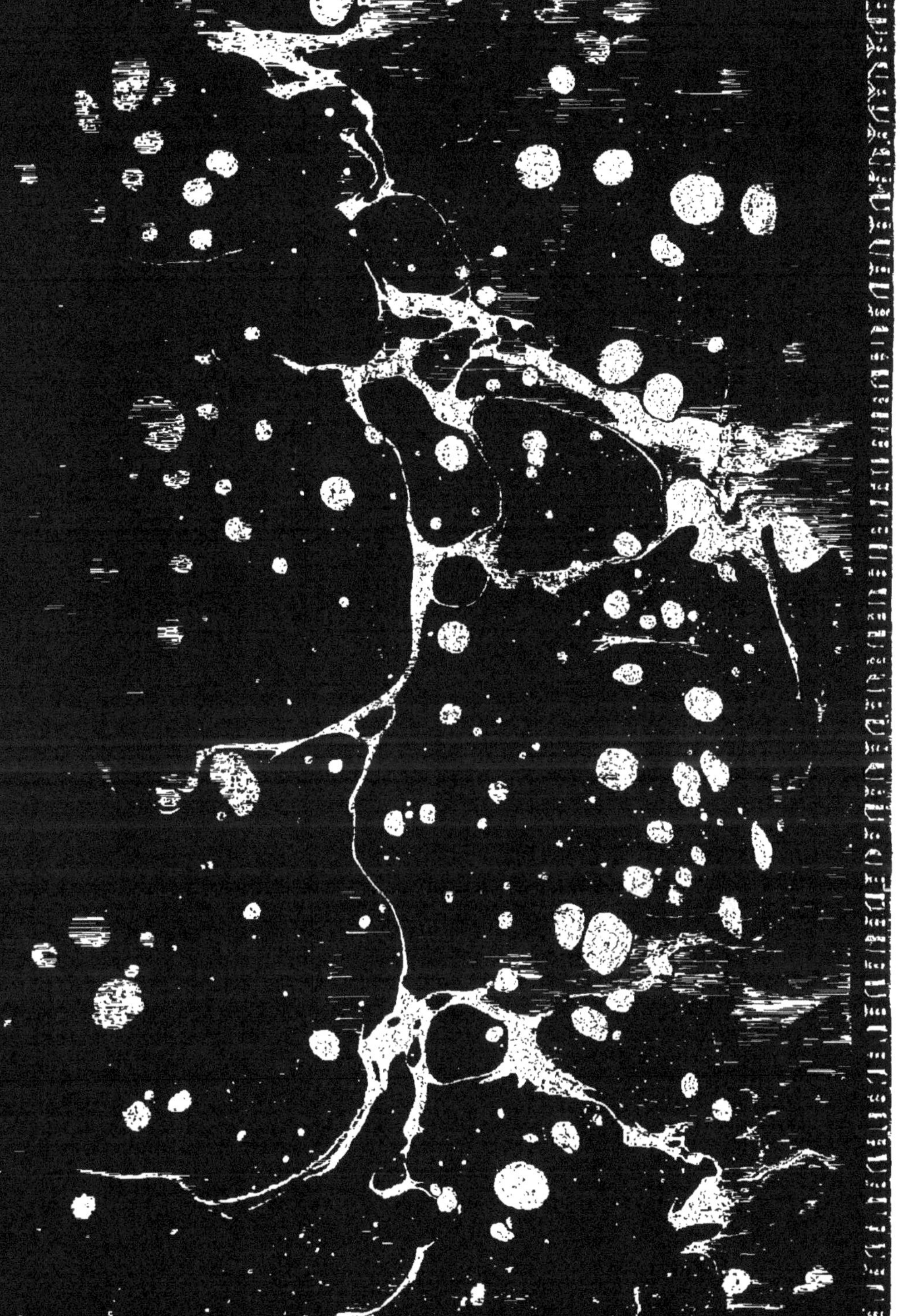

www.ingramcontent.com/pod-product-compliance
Ingram Content Group UK Ltd.
Pitfield, Milton Keynes, MK11 3LW, UK
UKHW012247240726
13966UKWH00004B/1337

9 782012 999909